Eat Like the Animals

What Nature Teaches Us About the Science of Healthy Eating

食慾科學的祕密，蛋白質知道

從動物攝食偏好破解人類飲食的密碼，
一場橫跨三十年的營養實驗

David Raubenheimer
Stephen J. Simpson

大衛·盧本海默、史蒂芬·辛普森——著
鄧子衿——譯

目次

獻給賈桂琳（Jacqueline）、蓋布里爾（Gabriel）、朱利安（Julian）、珍（Jan）與弗雷德（Fred）。

——大衛・盧本海默

獻給萊斯里（Lesley）、阿拉斯塔（Alastair）、尼克（Nick）與簡（Jen）。

——史蒂芬・辛普森

引言 Introduction

史黛拉（Stella）住在南非開普敦近郊的一個社區中，社區中有二十五名成年者，兒童則多達四十個。社區位於桌山（Table Mountain）山麓下，寧靜幽美，有葡萄園、松樹林和尤加利樹圍繞著，還有一大片當地特有的灌木原野（fynbos），以及一些房舍。

卡莉．強生（Caley Johnson）是來自於美國紐約市的年輕人類學系學生。她的畢業論文研究對象是烏干達農村族群的飲食營養，他們幾乎都吃天然食物。論文指導教授建議她，如果用另一個除了吃天然食物外，也吃一些含糖與含脂肪食物的族群加以比較，應該會很有趣。所以卡莉來到了開普敦，在這兒遇到了史黛拉。

卡莉採用人類學領域的標準研究方式，亦即整天觀察研究對象，記錄他們的飲食內容與每一種食物的份量，接著在實驗室中分析那些食物的營養成分，整理出詳細的每日飲食紀錄。不過卡莉團隊的研究有個突破的地方：她並非是在不同的日子追蹤不同的研究對象，而是連續記錄單一對象的飲食內容三十天，因此卡莉能清楚了解史黛拉的飲食習慣。

她得到的結果很有趣。史黛拉的飲食驚人的多樣化：在這三十天中，史黛拉吃了將近九十種不同的食物，每天都會吃到類別組合不同的天然食物與加工食物。這代表史黛拉並沒有挑三揀四，想吃什麼就吃什麼，毫不忌口。從營養實驗室得到的數據也是如此。史黛拉飲食中脂肪與碳水化合物的比例每一天都有很大的差異，從她每個不同的日子記錄的食物種類差異很大來看，此事是在預料之內。

然後卡莉注意到預料之外的狀況，她把史黛拉每天飲食中碳水化合物與脂質的總熱量放到平面圖的一個座標軸上，把蛋白質的總量放到另一個座標軸上，發現到兩者的關聯程度很高，也就是在這一整個月中，不論史黛拉吃什麼，蛋白質和脂質加碳水化合物的比例（飲食均衡的重要指標）都維持固定。除此之外，史黛拉每天吃的蛋白質和脂質加碳水化合物比例都是一比五，此前就已經證明了，以史黛拉的體重而言是營養均衡的比例。史黛拉並非不分青紅皂白的亂吃，而是知道怎樣的飲食內容對自己最好，也知道攝取方式，並且一絲不苟的執行。

但是史黛拉是怎樣調整飲食到如此精確的地步？卡莉知道把許多種食物組合起來成為均衡飲食有多複雜，甚至專業營養師也需要靠電腦程式才能做好這件事。如果史黛拉私底下精通營養學，會那麼厲害也就說得過去了。但是史黛拉是一頭狒狒。

想到人類好像需要各種飲食建議才能夠吃得恰當（而且不一定對大多數人有益），這個故事讓人困惑。而我們的野生表親、同屬於靈長類的狒狒，顯然完全靠本能就可以搞定此事，牠們是怎麼辦到的？

在我們找答案之前，還有另一個更詭異的故事。在澳洲雪梨大學有位實驗科學家，名叫奧黛莉・杜蘇托爾（Audrey Dussutour）。有天奧黛莉拿著解剖刀，打算要把一團黏稠稠的黏菌切分成小塊。而在她身旁的工作檯上還整整齊齊堆放著幾百個這樣的培養皿。

奧黛莉小心翼翼的用鑷子夾起一個個團塊，放到培養皿中央，蓋好蓋子。每個培養皿中要不放著小塊蛋白質或碳水化合物，要不就是把十一個膠狀的食物培養基在裡面放成一圈，而這些食物培養基的蛋白質和碳水化合物比例各有不同。

奧黛莉在每個培養皿中都放入黏菌團塊後，就把全部的培養皿裝進一個大紙箱，放著過夜。

隔天她打開紙箱，把培養皿放到工作檯上，仔細檢查之後，她嚇了一跳。每個黏菌團塊在過了一個晚上之後都有所改變。如果是放了一塊蛋白質和一塊碳水化合物的培養皿，黏菌團塊持續長出的細絲會延伸到兩塊營養成分上，不管哪個方向，細絲都能伸出足夠的長度，從那兩塊各抓出一部分混合在一起，混合的比例則剛好是兩份蛋白質對一份碳水化合物。更不可思議的是，如果是在放了十一個不同營養塊的培養皿裡頭，黏菌長出的細絲就只會伸到同樣有著二比一蛋白質和碳水化合物的營養塊，忽略了其他的。

兩份蛋白質對一份碳水化合物的比例有什麼特殊的？答案來自於奧黛莉把黏菌塊放到含有不同蛋白質與碳水化合物比例的培養皿。隔天，有些培養皿中的黏菌生長速度遲緩，有些黏菌卻長得很誇張，黃色的細絲像是網子般布滿整個培養皿。奧黛莉把生長曲線繪製出來，長得像是起伏的山峰，放在兩份蛋白質對一份碳水化合物比例培養基的黏菌則是位於生長山峰的最高點。蛋白質減少而碳水化合物增加，或是狀況相反時，生長速度便趨緩。換句話說，如果一小團黏菌有機會能夠選擇飲食，會準確選出最適合自己健康生長的營養混合比例。

奧黛莉所培養的黃色黏菌具有驚人的營養智慧，這種生物叫做多頭絨泡菌（*Physarum polycephalum*），是B級電影《幽浮魔點》（*The Blob*）中怪物的現實版，是很罕見的生物。一如其他的黏菌（包括煤絨菌）和真菌，多頭絨泡菌祕密的棲息在森林底層的落葉、枯木與土壤中，是一種含有數百萬個細胞核的單細胞生物，可以從小碎片再生出完整的個體，爬動時宛如巨大的變形蟲，能夠長成複雜的網狀結構，把養分運送到各個部位。黏菌能夠生長出細絲，碰到能吃的食物就會抓來吃。或許有點可怕，但是讓人著迷。

我們或許能夠接受身為狒狒的史黛拉對於營養攝取能夠做出一些聰明的決定。但是沒有器官或四肢、更別說大腦和中樞神經系統的黏菌，居然也能夠做出精細的飲食決定並加以執行，這是怎麼辦到的呢？

我們也不懂，所以去詢問了一位專家。

約翰．泰勒－邦納（John Tyler-Bonner）用實驗室燒杯裝了冒著蒸氣的咖啡遞給史蒂夫，他用放在柚木實驗桌上的本生燈，以幽幽的藍色火焰煮出這杯咖啡。史蒂夫在這位年高德劭的黏菌生物學大師的辦公室中，討論奧黛莉的實驗結果。

這座辦公室就像是時間膠囊，從一九四七年以來就沒有翻新了，該年，約翰成為普林斯頓大學生態與演化學系的成員。他是研究黏菌的先驅，學術成果成為研究「分散實體」(distributed entities)如何做決策的基礎。鳥群、魚群、人群到跨國公司，都屬於「分散實體」。

約翰解釋說，黏菌團塊的每個部位，都能偵測到附近環境的營養成分，產生適當的反應。整個黏菌的行為就像是有感知能力的個體，會尋找最適合的食物來源，也就是最有利於健康的均衡飲食，排斥無法保持健康的食物。

你可能也同意，這個表現比你所知道的其他生物來得好。現在你可能也知道，那其實和我們研究的主題有關。

對於人類的飲食、營養和健康，已經有許多專家反覆說明了，我們這兩個昆蟲學家為何還要特別寫一本書呢？我們一開始並沒有打算如此做。我們兩人合作研究已經有三十二年了，在前二十年的科學家生涯中，我們研究昆蟲，想要了解自然界中一個存在已久的問題：生物怎麼知道自己該吃什麼？

能夠回答這個問題，就能知道對於生命來說非常重要且甚至有用的知識，而不只是了解昆蟲而已。不過現在的話題有些超前了，讓我們從頭開始。

CHAPTER

1

蝗蟲之日
The Day of The Locusts

一九九一年，我們坐在史蒂夫位於英國牛津大學自然史博物館的辦公室中，看著電腦螢幕。一八六〇年，湯瑪士．亨利．赫胥黎（Thomas Henry Huxley）和牛津主教山繆．魏柏佛斯（Samuel Wilberforce）就達爾文的演化學說在這所博物館中展開了「大辯論」。在那次歷史性的交鋒中，兩人你來我往之際，最著名的事件就是魏柏佛斯問有「達爾文鬥犬」名號的赫胥黎，祖父母中哪一個是猴子的後代。傳說赫胥黎回答他不介意猴子是自己的祖先，但是如果把天賦用於蒙蔽真實的人和他有親緣關係，才是讓他感到丟臉的事情。

我們那時剛完成我們進行過的最大規模飲食實驗，用到了蝗蟲。那是一種特殊的蚱蜢，後面會解釋為何那是一種適合我們研究的理想動物。

當時我們不知道的是，在那天工作結束之前，對於營養研究的新研究方向其實早已默默展開了，而且這個方向和達爾文的理論有密切的關聯。

我們想要回答兩個問題。第一個問題是：動物是否基於對自己的健康最有益的理由而決定吃哪些食物？第二個問題是：如果因為某些原因吃不到原本要吃的，改吃其他食物時，會有什麼影響？

你可以了解，答案很重要。

我們精心準備了二十五種食物，其中蛋白質與碳水化合物的比例各有不同，蝗蟲之類的植食性昆蟲需要這兩種營養成分。那些食物中有高蛋白／低碳水的（例如肉類），也有低蛋白／高碳水的（例如米），當然也還有其他比例介於兩者之間的。

除了組成成分變化很大之外，這些食物看起來很類似，都呈乾燥的顆粒狀，有點像是還沒有加水的預拌蛋糕粉。蝗蟲似乎很喜歡這樣的食物。

我們拿這些食物去餵蝗蟲，每種食物都是牠們要吃多少就給多少，但是只能吃一種，直到蛻變為成蟲為止。依照食物不同，快的只需要九天，慢的話得花三星期才蛻變。實際進行這個實驗可不容易，要辛苦的準備二十五種食物，每種要足夠給兩百隻蝗蟲吃，然後還要一絲不苟的記錄每隻蝗蟲每天吃了多少食物。

在進行這個實驗期間，我們把無盡的時間花在動物學系潮濕擁擠的房間中，室溫調高到攝氏三十二度。蝗蟲來自沙漠，那是最適合牠們生長的溫度，但這也考驗了人與人之間的友誼。音樂解救了我們，約翰．凱爾（John Cale）和臉部特寫（Talking Heads）的歌讓我們保持神智正常。每隻蝗蟲都住在專屬的小塑膠盒中，裡面有可供棲息的金屬桿、一個裝有食物的小碟子，食物計量的精確度將近十分之一毫克，還有一碟水。

我們每天都得把蝗蟲的食物盒子拿出來，如同認真的下水道工人，把混在盒子食物中的蝗蟲糞便全都挑出來，測量蝗蟲吃下與消化的食物份量，並且分析糞便成分。每碟食物都要放到乾燥器中，盡可能去除所有水分，在電子秤上重新秤重，精確度為毫克的百分之一。藉由測量食物在餵食前後的重量差異，我們能夠計算出蝗蟲當天的食量，推算出攝取的蛋白質與碳水化合物量。

日復一日，我們這樣照顧兩百隻蝗蟲，直到牠們蛻變長出了翅膀，或是早夭。我們記錄養到蛻變所需的時間，測量蝗蟲的重量，分析牠們長了多少肥肉和肌肉。

到最後，我們並肩坐在史蒂夫的電腦前面，準備看實驗結果。為了要能了解那些結果，就得先清楚蝗蟲在自然狀況下所過的日子。畢竟那些蝗蟲並不是在牛津大學某地下實驗室中演化的。在這本書中會持續提及到：除非能夠了解物種演化的生物背景，否則關於營養的知識都是沒有意義的，我們養的蝗蟲也不例外。

來想像在非洲北部有兩隻蝗蟲若蟲*吧。

其中一隻是獨居型（solitary），居住的區域已好幾個月沒有下雨了，同區域中，其他同類蝗蟲稀少，住得也很遠。這隻蝗蟲有漂亮的綠色身體，讓自己可以融入植被景觀之中。她獨自生活，因為自己膽小，其他蝗蟲也排拒她。這是有原因的：一隻蝗蟲可以躲得很好，一群蝗蟲就顯眼了，會吸引飢餓的鳥類、蜥蜴，以及主動狩獵的蜘蛛。

在另一個地方有另一隻蝗蟲，是在群體中長大的。那裡不久之前才下過雨，她和其他蝗蟲一起大嚼茂密的植物。她喜好社交，有色彩斑爛的外表，性格活潑，受到群體歡迎。這些蝗蟲集結成大軍，最後成為有翅膀的成蟲，集體飛過非洲與亞洲大片的土地。在非洲地區發生的蝗災可能是由數千億隻蝗蟲造成，牠們一天所吃下的食物重量相當於全部紐約人一星期所吃的食物。他們移動到作物生產地區時會造成嚴重的災害（是蝗蟲造成災害，不是紐約人）。

這兩隻蝗蟲並非不同的物種（從敘述開始就是這個意思），甚至可能來自同一個母親。這種蝗蟲有可能成為膽小的綠色類型，或是群居型（gregarious）的外向類型，取決於她們生長時是單獨的或是處在群體中。這種類型轉變的過程發生得很快。如果你把單獨生活的綠色個體放到群體中，一個小時內，就會吸引其他蝗蟲，而不是受到排斥，幾個小時後牠就融入了移動大軍之中，不久身體就會從綠色變為斑斕多色。

這種變化稱為「由密度造成的行為變化」（density dependent behavioral phase change），史蒂夫的團隊花了許多年研究這個現象。

我們最先提出的問題之一是：在群體中生活時，是什麼東西引發了變化？其他的蝗蟲帶來了什麼刺激、造成了變化？是視覺刺激，還是嗅覺或聽覺刺激？後來我們發現，觸覺才是重要的。當適合作為食物的植物有限時，獨居型的蝗蟲就算不願意，也被迫要和其他同類靠在一起找食物。擠在一起的蝗蟲彼此觸

* 蝗蟲屬於漸近變態，幼期稱為若蟲，學術專有名詞為蝗蝻。

CHAPTER 1 ——蝗蟲之日

碰，這種身體接觸讓牠們由彼此排斥轉為吸引。

當夠多的群居型蝗蟲聚集在一起，突然間就好像是一心同體，整群變得團結一致，開始移動。

我們發現「開始移動」這個集體決定來自於一個地區中蝗蟲間彼此的互動。換句話說，蝗蟲中沒有領袖也沒有階級控制。移動之所以會出現，來自於那些蝗蟲全都遵守一個簡單的原則：「跟著旁邊的蝗蟲一起移動。」當蝗蟲的密度升到某個臨界點，只要再多一兩隻蝗蟲，就會突然出現團結一致的集體移動，恐怖的蝗蟲大軍開始進擊。

當然，我們那時還不知道蝗蟲為什麼要遵守「跟著旁邊的蝗蟲一起移動」這個簡單的原則。我們猜想營養成分可能有關，因為營養幾乎和任何事情都有關。答案來自於我們所研究的另一個類似於蝗蟲的動物摩門螽斯（Mormon cricket），結果發現牠們背後的動機其實更為恐怖。

摩門螽斯不會飛行、個頭大，身體紮實像個小坦克，棲息在美國的西南部，能夠集結成綿延數公里大的群體，共同移動。會有這個名字，是因為在一八四八年，牠們摧毀了開拓鹽湖城的摩門教徒所栽種的第一批農作物。他們無力阻擋螽斯大軍，已經準備好面對飢荒，所幸在這個時候，一群加利福尼亞海鷗（*Larus californicus*）來了，吃掉了螽斯。在鹽湖城大禮拜堂中甚至有記載那次事件的紀念碑。加利福尼亞海鷗也是猶他州的州鳥。（這很奇怪，因為猶他州是個內陸州，不過海鷗能夠找到夠大的水體。）

史蒂夫在猶他州研究摩門螽斯，一起的同事有葛雷格．史瓦德（Greg Sword）、帕特．羅區（Pat Lorch）和伊恩．庫辛（Iain Couzin），他們發現了螽斯突然決定集結在一起並移動的原因。史蒂夫解釋道：

> 我們當時正在卡車司機服務區休息，吃垃圾食物，配Polygamy Porter啤酒（這款啤酒的廣告詞是：「為什麼只能有一個？」）。螽斯非常多。葛雷格和帕特用無線電追蹤螽斯群。在廣大的蒿灌木鄉間中，牠們每天可以移動兩公里。
>
> 這些螽斯為什麼移動？有一個線索可循。我們連續五天追蹤一群穿越過主要道路的螽斯。如果有螽斯被汽車輾碎了，後面的螽斯會吃那些屍體，然後又被車輾死。沒多久，屍體便堆積到腳踝那麼高，得出動剷雪車來清除那些油膩的屍體糊。

為何那些本來吃植物的螽斯會貪婪大嚼同類屍體？甚至造成了集體自殺？畢

竟周圍還有大批植物，其中有很多是可以吃的。

我們用乾燥的粉狀食物餵那些在牛津用於研究的大蝗蟲，也把這種食物帶來沙漠，裝在碟子上，放到移動的螽斯大軍前。

結果很明顯，那些螽斯並不理會含有大量碳水化合物的食物，而是停下來吃那些含有蛋白質的食物。

除了我們給牠們的簡易自助餐外，距離牠們最近的高蛋白質食物來源是什麼？自己眼前的螽斯。讓牠們移動的原因很簡單：如果自己不往前移動，後面的螽斯往前移動，就會把自己給吃了。與此同時，如果你前面的螽斯停了下來，你也會把牠當大餐吃掉。螽斯吃同類的原因就是為了想吃蛋白質。

在對營養的渴求上，我們發現蝗蟲也有同樣可怕的習性。這項發現是意外得到的。有次史蒂夫想要研究蝗蟲吃東西時飽足感傳遞的過程，他費盡心力，把蝗蟲身上傳遞腹部感覺到腦部的神經切斷。動完手術之後，他把那些蝗蟲放到一個盒子中讓牠們恢復。隔天早上史蒂夫探視牠們時，看到蝗蟲在神經切斷以下的部位都沒了。每隻蝗蟲咬住前面那隻蝗蟲（已經沒有感覺）的腹部，自己的腹部被另一隻蝗蟲咬著，形成了某種類似花圈的樣子。

對於營養科學來說，還有其他更適合研究的動物嗎？如果有哪種動物非常貪吃，而且有多少食物就會吃多少，那麼非狼吞虎嚥的蝗蟲群莫屬了。但是我們知道蝗蟲並非頭腦簡單，牠們能夠調整，知道要吃哪些營養成分，特別是蛋白質，就算吃同類也在所不惜。我們大規模實驗的結果是什麼？

在說明之前，我們先得簡單介紹一下各種營養成分。

第1章　重點回顧

1 從蝗蟲實驗開始說起，那個實驗指出了研究營養的新方向。

2 我們發現對於蛋白質的渴求是蝗蟲造成農業嚴重傷害的成因。

3 其他動物對於蛋白質也有那麼高的渴求嗎？人類也會嗎？

CHAPTER

2

熱量與營養

Calories and Nutrients

有鑑於營養這個主題複雜到令人生厭，那麼，我們該提出一個問題：為什麼要吃東西。

在現代，食物讓許多人感到非常混淆與焦慮，真的很可惜，因為食物也有很多優點。飲食文化讓人們結合在一起，帶來愉悅的感覺，同時提供生活所需的燃料。

我們從食物中取得的東西，最常聽到的就是能量。每天每天都能夠看到許多關於食物與餐點的數據，現在甚至連在菜單上都有，內容都像是混亂的數學，說含有多少熱量，同時基於飲食指南警告你應該吃多少才對。當然這些成分標籤上不會使用「能量」這個詞，你比較常見到的是「大卡」（Calorie）。

大卡到底是什麼？

大卡只是能量單位，一大卡的能量可以把一公升的水從攝氏十四．五度加熱到十五．五度。這其實是種詭異的計量單位，除非你想知道需要多少食物才能夠加熱一缸洗澡水。不過這種單位很精確，我們科學家就是喜歡精確。雖然每個人都陷入了熱量的泥沼，但是幾乎都不知道熱量是怎麼回事。

還有其他造成混淆的事情。你可能看到熱量用「千卡」（kcal）來表示，這是因為一大卡（大寫的C）等於一千卡（小寫的c）。你可能還看過食物的能量用「千焦」（kJ）來表示，它和千卡一樣，都屬於科學家最常用的能量單位。千焦的定義聽起來可能更奇怪：一千焦的能量相當於用一牛頓的力量（這個力量也用於標記重力大小）推動一公斤的質量移動一公尺。一千焦相當於〇．二三九〇〇六大卡（一定得精確換算）。

在這本書中，我們通常用大卡來標示能量大小，但是如果在提及科學研究結果時，會使用千焦。整本書中會用「熱量」（calorie）來代表「能量」這個詞。

這個意思是，我們是基於理論上食物的燃料性質（加熱水或是移動重物），來決定食物所含有的能量。

除了水這樣重要的食物之外，所有食物都含有熱量，人類沒有能量就無法做事情，包括利用從食物中得到的另一類成分：營養。能量來自於飲食中的主要成分，稱為巨量營養素（macronutrient）。每種巨量營養素的化學特性不同。我們吃下了這些營養燃料（蛋白質、碳水化合物、脂質），它們會分解成比較小的分子，在細胞中燃燒。

巨量營養素所帶來的並不只是能量。蛋白質和組成蛋白質的小分子胺基酸也能夠提供氮元素，用來製造其他許多重要的成分，包括激素、酵素和儲存訊息的分子DNA及RNA。如果無法消化蛋白質，人類就活不下去。

在許多人心中（和許多飲食書中），脂質和碳水化合物（簡稱「碳水」）幾乎成為了大卡的代名詞，但是它們不只是熱量來源。脂肪能夠保暖、儲存維生素、滋潤肌膚，並且成為眼睛和關節的緩衝墊。脂肪酸是身體中細胞膜的主要成分，固醇（sterol）這類的脂質能夠成為訊息傳遞物，參與複雜的化學協調工作，讓身體機能保持活躍。

我們不能沒有脂質。

碳水化合物包括了糖類、澱粉和纖維。大部分的碳水化合物如同蛋白質和脂質，是由小分子組合而成，例如葡萄糖和果糖。不同碳水化合物的營養性質取決於單糖原料以及這些單糖彼此連接的方式。在地球上最多的碳水化合物是植物的纖維素（cellulose），由葡萄糖組成，但是那些葡萄糖連接得太緊密，使得人類無法消化纖維素。

葡萄糖是最重要的糖，因為是人類最為依賴的碳水化合物，除了能夠提供能量之外，也能和來自於蛋白質的氮結合，形成DNA和RNA。

人類的身體能夠把蛋白質和脂質分解之後合成葡萄糖。因此嚴格來說，我們不需要吃任何碳水化合物就可以得到葡萄糖，但是這並不表示我們完全不需要吃碳水化合物，這點之後會再說明。

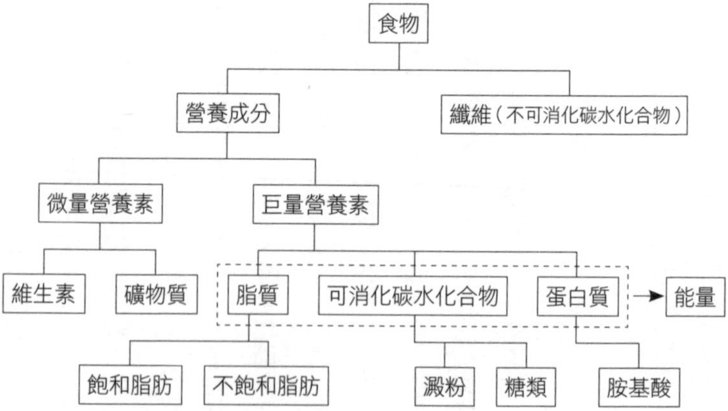

呈現食物、營養素和能量之間關係的示意圖。

這些只是巨量營養素而已。我們也需要維生素與礦物質，雖然和三大巨量營養素相比，所需要的量很少，也因此才叫做微量營養素。它們在身體中的功用太多了，這裡無法詳細說明。請記得鈉、鈣、鎂、氯、鉀等，全都和身體中的電流有關，這樣身體才能夠運作，包括了心臟跳動和神經細胞傳輸電脈衝。

上圖總結了食物中的各種營養成分，如果你想要知道更詳細的內容，請參閱二八一至二九四頁的〈各種營養成分介紹〉，在本書其他一些地方也需要參照那個單元。

從上圖中可以看出，食物中的營養成分複雜，每一餐中有各種食物，複雜的程度便更上一層。要了解營養，我們不只要考量單一種營養成分，而是要考量各種營養素的均衡。

動物要生存，必須吃下適當份量的巨量營養素和微量營養素，不能太多，也不能太少，要在恰到好處的範圍內。有些動物，例如寄生蟲，居住在宿主的身體裡，從一種食物來源就能夠得到所需的營養成分，而且比例恰當。對於這些生物來說，選擇適當的飲食是輕而易舉之事。所有的哺乳類動物，包括人類，在生命一開始展開的時候也有這種好運道，因為母乳就非常接近均衡的食物，其中含有嬰兒生長所需的所有成分，而且比例適當。但是哺乳動物在斷奶之後，維持營養就變得比較困難了。

其中緣由很容易就能了解。我們所吃的東西，其中營養成分的組合方式可說將近有無限多種。有些食物富含蛋白質，有些富含脂質或碳水化合物，但是全部都是混合物。沒有哪種食物只有單一種營養成分。大家都知道義大利麵和麵包含有大量碳水化合物，但是其中一成的熱量來源是蛋白質。牛排中含有大量蛋白質，但是其中一半的成分是水，其他還有許多脂質與礦物質。

人類又把事情搞得更複雜，因為我們不像其他動物只吃一種食物，在料理和餐點中會混合各種食物。然後再混合各種餐點成為特定的飲食模式，把複雜的營養混合物以及其他成分送到身體中，這些成分都會影響生理作用。

現在想像，如果要知道一天三餐的營養成分混合內容並且維持均衡，我們全都需要數學與電腦博士學位，而且計算這些內容所花費的時間會讓我們無暇處理其他事情。

幸好從研究狒狒史黛拉和黏菌讓我們知道，大自然在沒有數學和電腦的情況下就能夠完成這個艱難複雜的任務。解決方案簡單又優雅，而且存在於每個生物之中，之後我們將會一一看到，不過一開始，先讓我們回到牛津大學。

第2章　重點回顧

1 重要的營養成分有熱量、巨量營養素（蛋白質、碳水化合物、脂質）、微量營養素，以及纖維。

2 關於營養素的細節，請參閱二八一至二九四頁的〈各種營養成分介紹〉。

3 營養不只關乎一種成分（脂質、糖類、蛋白質或其他任何成分），而是在飲食中含有各種營養組合以及維持均衡。

4 要讓飲食中的營養維持均衡似乎很困難，但是野生動物藉由本能就能夠達成。牠們是怎麼辦到的？人類為何又難以辦到？

CHAPTER

3

繪製營養圖像
Picturing Nutrition

帶著熱量和營養成分的觀念，讓我們回到在第一章之後就沒有再提到的牛津大學。我們並肩坐在史蒂夫的電腦前，看著大型蝗蟲實驗的結果。我們當時（以及現在）通常採用的第一個步驟就是把資料轉換成簡單的圖形表現方式，那個圖形看起來像是個大寫的英文字母L，垂直線（縱軸）代表的是一隻蝗蟲吃的碳水化合物量，單位為毫克。水平線（橫軸）是蝗蟲吃下的蛋白質量，單位同樣為毫克。在說明真實結果之前，可以用下頁這張圖為例，這是假想蝗蟲吃了三百毫克碳水化合物與兩百毫克蛋白質的圖示。

我們把吃了各種食物比例的蝗蟲食量全部都畫在同一張圖中，神奇的結果出現了。總食量幾乎落在同一條線上，像是從橫軸冒出的一縷煙。由於這個模式太

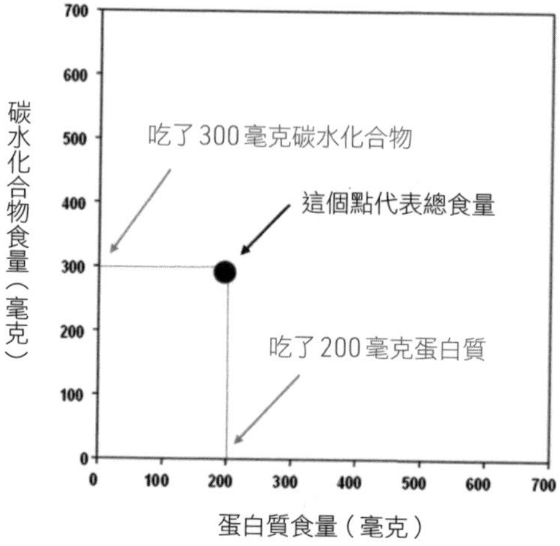

蝗蟲吃了三百毫克碳水化合物與兩百毫克蛋白質的圖示。

簡單了，我們一開始還懷疑是計算方式出了問題，但是再三檢查之後，沒有發現算錯的地方。

後來我們了解到這個結果反映了實際情況，而且很重要，只不過在當時並不知道有多重要。當時我們是第一次看到不同營養成分的食慾彼此互動以處理營養不均衡的狀況。而且我們已經知道，對於在自然狀態下生活的動物而言，處理營養不均衡是一件很重要、非常重要的事情，攸關生存與生殖成功。除此之外，我們發明了一種新的研究方法，適用於「各種」動物，以此找出飲

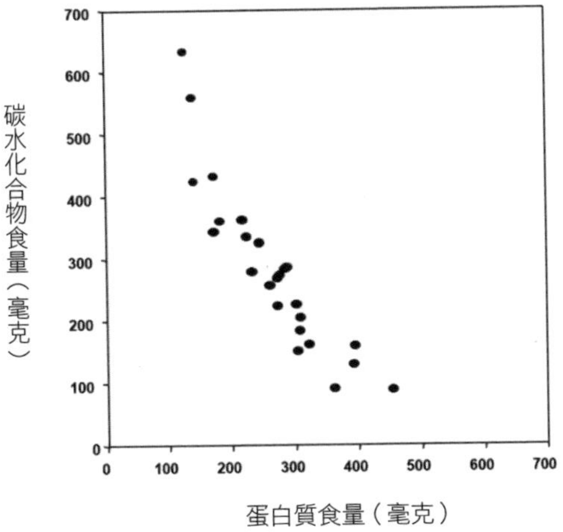

蝗蟲實驗的結果圖。每個點代表了蝗蟲在某種特殊飲食中所攝取的蛋白質量和碳水化合物量（就如同上一個圖所說明的）。請注意那些點排列的圖案，每個點代表某一群蝗蟲的平均攝食量。

食的奧祕。我們稱這種方法為「營養幾何學」（Nutritional Geometry）。

畫出這幅結果圖後，下一步是研究出哪種飲食對蝗蟲來說營養最均衡。至於這點，我們找出最適合蝗蟲生長與生存的蛋白質與碳水化合物比例，基本上就是最均衡的營養，我們稱這個比例為「目標飲食」（target diet），在下一張圖中以靶心圖案表示。

就如你所料，靶心位置對蝗蟲很重要，對於營

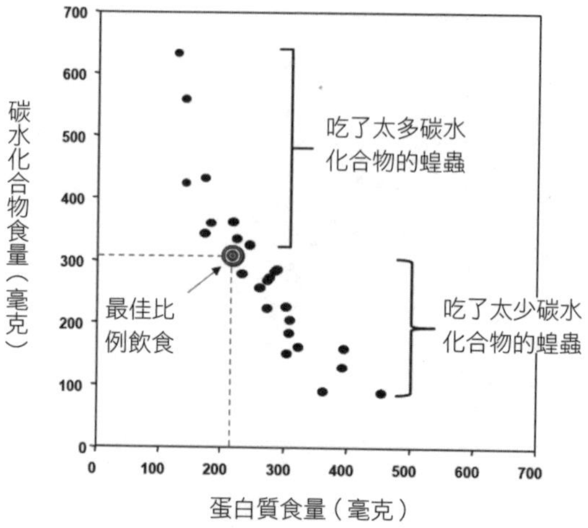

圖中靶心位置的飲食對於存活和生長最有幫助，其他的黑點則可以由和靶心的距離遠近來判斷優劣。

養幾何學的概念也是。靶心讓我們一眼就看出哪種飲食最均衡（靠近靶心附近的黑點），哪些不均衡（其他的黑點）。距離靶心越遠就越不均衡。我們也可以看出來一份飲食內容有多不均衡。在靶心上方的點顯示出蝗蟲吃了太多碳水化合物，在下方則顯示出牠們吃的碳水化合物太少。只有在靶心附近的點代表了正確的份量。

有了這些簡單明瞭的概念之後，你可以從我們的研究結果中看出其他重要的發現。吃了太多碳水化合物的蝗蟲，所吃的蛋白質位置點幾乎位於靶心的正上方，也就是說，牠們幾乎吃了相同份量的蛋白質（大約一五〇毫克，目標飲食是二一〇毫克）。但是為了達到目標蛋白質，牠們必須吃下過量的碳水化合物——大大過量。吃下那麼多碳水化合物可是要付出代價的，應該說，是兩種代價。首先，這樣多花時間。吃低蛋白／高碳水飲食的蝗蟲要花比較久的時間才能蛻變成有翅膀的成蟲。越晚變為成蟲並得到機會生殖之前，那段期間就越有可能被鳥、蜥蜴、蜘蛛或其他蝗蟲給吃掉。第二個代價是你不太容易想到會發生在昆蟲身上的事：高碳水飲食的蝗蟲會發胖。當然啦，很難想像蝗蟲發胖的樣子，因為昆蟲的骨骼長在身體外層，不過裡面是肥胖的，就像是過重的騎士穿著比較小的鎧甲。

飲食中碳水化合物過量的蝗蟲是為了要吃到將近符合目標量的蛋白質，那麼，碳水化合物吃不夠的蝗蟲狀況又是如何？這時我們要注意位於圖中靶心下方的點。你可以看到那些黑點有點往右延伸，這代表蝗蟲吃的蛋白質比目標多，但是碳水化合物攝取量減少。因此與達到目標飲食的蝗蟲相比，牠們太瘦，比較不容易活到成年。牠們身體中儲存的脂肪太少，在野外無法飛得遠或是活得久。

整理一下：吃高碳水飲食的蝗蟲必須要一直吃（才能得到身體所需的蛋白質

份量），最後會吃下比身體所需要更多的碳水化合物，於是就變胖了，因此發育減緩。吃低碳水飲食的蝗蟲吃下的碳水化合物比較少（因為很快就攝取到足夠的蛋白質而覺得飽了），付出的代價是缺乏能量。

我們的蝗蟲實驗是首次觀察到動物飲食中，如果兩種營養成分（蛋白質和碳水化合物）的比例不均衡時所造成的競爭狀況，最後結果是蛋白質獲勝。事實上，我們看到的不是兩種營養成分的競爭，而是對兩種食慾的競爭：蛋白質食慾以及碳水化合物食慾。我們接下來想知道的是，這兩種食慾是否能夠攜手合作，幫助動物達成營養目標，也就是均衡的飲食。

第3章　重點回顧

1 在牛津大學進行的蝗蟲實驗，成為研究均衡與不均衡飲食的新方法。
2 蝗蟲飲食中蛋白質與碳水化合物比例符合目標時，長得更好，存活機會最高。
3 如果飲食比例並不符合目標，蝗蟲將會以攝取蛋白質為優先，但是所付出的代價是存活和生長會受到影響。

4

我們首次觀察到動物中兩種食慾的競爭：蛋白質食慾以及碳水化合物食慾。這兩種食慾是否能夠攜手合作，幫助動物達成營養目標，也就是均衡的飲食？

CHAPTER 3——繪製營養圖像
Picturing Nutrition

CHAPTER

4

食慾之舞
Dance of the Appetites

在這項實驗中，我們的每隻蝗蟲都只有一種食物可吃，隨牠想吃多少就吃多少，但其中的蛋白質和碳水化合物比例不會變，那是由我們決定的，這樣的實驗設計才能夠看出蛋白質食慾和碳水化合物食慾比較起來哪個占優勢，至於結果，之前已經說明了，是蛋白質獲勝。

但是如果蝗蟲能自由選擇各種食物，情況會如何？各種食慾會彼此合作，讓蝗蟲均衡的攝取到蛋白質與碳水化合物嗎？

我們請牛津大學實驗室的博士班研究生保羅・錢伯斯（Paul Chambers）為昆蟲設計一項艱難的營養任務。他提供了兩種蛋白質／碳水化合物比例不同的食物，讓蝗蟲自行選擇。

結果揭曉：蝗蟲均衡的攝取到蛋白質與碳水化合物，每次都一模一樣，不論給什麼食物，結果都相同。要達成這個目標，牠們必須從我們每次提供的兩種食物組合來決定，選擇這兩種食物要各吃多少。就好比不論我們吃的是肉加上義大利麵、蛋加上麵包、豆子加上米飯、魚加上馬鈴薯，每次都能恰好均衡的攝取到蛋白質與碳水化合物。對人類來說，這幾乎是不可能的任務，但蝗蟲就是能輕鬆完成。

蝗蟲還有更厲害的地方。牠們選擇的蛋白質／碳水化合物比例，幾乎就落在之前大型蝗蟲實驗結果圖中靶心點的位置。他們選擇了最健康的蛋白質／碳水化合物比例，對生存和生長最為有利。

我們的實驗甚至指出了蝗蟲是「如何」分辨食物中是否有自己缺乏的營養成分。蝗蟲和其他昆蟲一樣，在口器、腳和身體其他部位長滿了味毛（taste hair）。味毛接觸到可以吃的東西時，蝗蟲會先分析其中的化學成分，再決定是否要吃。假設蝗蟲最近已經攝取了足夠的蛋白質，這些感覺器就不會理會蛋白質，甚至不會發現有蛋白質。另一方面，如果蝗蟲缺乏蛋白質，感覺器接觸到蛋白質時，就會把訊息傳到腦部，說：「吃吧。」——並忽視碳水化合物，這就是我們實驗中的蝗蟲所做的事。

實驗更進一步顯示，蝗蟲甚至能學習從食物的味道與顏色連結到其中的蛋白質和碳水化合物含量。當蝗蟲開始理解到哪裡有牠們想吃的食物，我們就能夠訓練蝗蟲前去那些地方。蝗蟲的腦部只有針尖大小，能辦到這樣的事情，還滿聰明的。

以上種種結果代表了蝗蟲能夠好好的選擇食物時，食慾系統會彼此合作，讓蝗蟲所選擇的食物組合起來有適當的營養比例，成為均衡的飲食。但是當牠們受限於營養不均衡的食物，如同那個大型蝗蟲試驗時，蛋白質食慾和碳水化合物食慾就會彼此競爭。對蝗蟲來說，蛋白質食慾永遠是最後贏家。

蝗蟲飲食的種種細節非常有趣，至少我們著迷不已。但是這也引發出另一個和每個人都有關的大議題：在蝗蟲身上看到的食慾模式，是否可能適用於所有動物，包括人類？因此，食慾究竟是什麼，以及如何發揮神奇（有時是危害）的效果，此事值得詳加研究。順著這條線探索下去，也將有助於回答一個經常有人詢問我們的問題：**生物如何發自本能知道自己該吃什麼？**

研究食慾時，最先要謹記在心的是，大自然讓我們吃的每種東西都有各自獨特的味道。對人類來說，一片外焦裡嫩的肉和一把莓果的味道是截然不同的，也和多汁的深綠色蔬菜不同。這些差異並非意外，也絕非僅是為了讓我們進食時不至於太無聊（但有時確實也是為了這個目的）。味道代表食物中的化學成分，也就是營養。

由於蛋白質、脂質和碳水化合物各自有獨特的角色與重要性，都能提供能量和其他重要的功能，因此大自然讓我們能夠分辨這些營養，並察覺出食物中是否含有這些營養，也就沒什麼好意外的了。

我們視這種能力為理所當然，但若沒了這種能力，就無法存活。它讓人知道哪種食物中含有哪些營養，以及哪些食物該或不該攝取。找尋適當食物的這份需求，正是為什麼我們會覺得糖嘗起來很甜且讓人愉快，而高蛋白食物具有讓人舔指回味的、日本人所說的「旨味」（umami），脂質有奶油般濃郁的口感與味道。不然，我們要如何分辨這些營養成分？

人類不是唯一能夠嘗出巨量營養素的動物，只不過有些動物的感覺器官長在我們認為不可思議的部位。雌性蒼蠅和蝗蟲一樣，腳部和腹部尖端能夠嘗出糖和胺基酸的味道，這樣產卵時就能夠找到（我們覺得噁心）的食物，好讓蛆寶寶孵化出來時就有東西可吃。如果這聽起來很噁心，想想人類吧，我們的口腔和小腸中都有味覺受器，這樣一來，才能夠一路追蹤營養成分被磨碎消化的過程。畢竟消化道有兩個開口，我們以前端嘗出味道，但是整個消化過程都受到追蹤。藉由某些有相關受器的器官——例如肝臟和腦，我們甚至在營養成分離開消化道、進入血液之後，還是持續偵測。食慾控制中樞位於腦部，其中的神經迴路將來自於血液、肝臟和消化道的訊息收集起來，產生飢餓感或飽足感。

一如能夠偵測巨量營養素，人類分布於舌頭和身體其他部位的感覺器官也能夠偵測某些微量營養素，包括礦物鹽。

特殊的味道如同資訊，讓我們知道食物的種類以及其中有多少含量的特定營養成分。這是飲食方程式外在的一面，幫助動物決定要吃「什麼」，而這點有多重要，自不待言。但是光憑味道，還不足以讓動物知道另一件相同重要的事情：在攝取當下，各種營養成分一次應該要吃進多少才對。這屬於營養方程式的內在部分，由食慾系統負責。

人們經常有個很大的誤會，以為食慾是一種單一的強大力量，驅使動物（包括人類）進食到飽足為止。蝗蟲研究告訴我們，如果要混吃各種食物達到均衡飲食，光靠一種食慾是不夠的。因此動物需要針對不同所需的營養成分而有「個別」的食慾。

但是生物系統要在多複雜的程度下仍能有效運作，此事有其限度。基於這個理由，對於那幾十種對生活而言必要的營養成分，不可能每種營養都有一種專門的食慾來對應，這樣吃東西的時候可能會抓狂。

相反的，我們在蝗蟲身上找到兩種食慾，一種負責蛋白質，另一種負責碳水化合物。那麼在人類這種比較複雜的動物上，情況是怎樣？我們需要多少種食慾？比較正確的問題是，最「少」需要幾種針對特定營養成分的食慾才能讓我們生存得好好的，活蹦亂跳？

答案似乎是五種，五種就足夠了。這些食慾驅動我們攝取下面五種營養成分。

蛋白質

碳水化合物

脂質

鈉

鈣

其中含有三大巨量營養素，加上兩種重要的微量營養素，這些恰恰好等同於我們在食物中能夠嘗出味道的營養素，是對於這份艱鉅任務的最漂亮解決方案。人類的食慾演化成能夠針對特定味道，並且引導我們只去吃維生所必需的東西。

這些營養成分（「五大營養素」）在演化中被揀選出來，有特別的理由。其中一個是在飲食中它們的需求量要精確，不能太多也不能太少。另一個理由是在食物中這些營養素的含量變化很大，例如相較於牛排，我們要吃很多米飯才能夠得到所需要的蛋白質份量。第三，在我們祖先生活的環境中，有些營養成分很稀少，我們需要專門的生物機制去尋找。

舉例來說，鈉和鈣曾經非常稀少，所以有自己專門的味覺受器，分配給特定的食慾，而且不只有我們人類如此。英文中「薪水」（salary）這個字來自於「鹽」（salt），因為在古代，鹽的價值非凡，可以當成貨幣。大猩猩會啃樹皮以獲取足夠的鹽分。鈣對大熊貓也很重要，牠們會長途跋涉以找尋足夠的份量，才能夠繁殖。

其他重要的營養素，如維生素A、C、D、E、K、B_1（硫胺素）、B_2（核黃素）、B_3（菸鹼酸）、B_5（泛酸）、B_6、B_7（生物素）、B_9（葉酸）或B_{12}，以及礦物質如鉀、氯、鉻、鉬、硒和鈷等，有專門負責的食慾嗎？人類為何沒有演化出那些專門的食慾？原因之一在於人類的天然食物中本來就富含那些成分，只要吃到了適當份量的五大營養素，其他重要營養素自然就會攝取到足夠的份量，如此便能省下許多測量和計算的心力。

如果以上種種聽來都很有道理，那是因為事實就是如此。但以前人們的看法並不是這樣，包括專家在內。

逾六百年來，在日常對話和專家用法中，食慾一詞的意義幾乎都沒有改變。早在一三七五年，蘇格蘭的約翰・巴伯爾（John Barbour）在一首詩中寫道，豐盛的大餐「除了食慾之外，不需要其他醬汁」。在「飢餓是最好的調味料」這句諺語中，同樣的概念也永垂不朽。幾年後，一三九八年，英國詩人喬叟（Chaucer）觀察到食慾的強度受到健康的影響：「食慾不振之後就是患病。」到了一七八九年，班哲明・富蘭克林（Benjamin Frankli）把食慾和所需的營養連繫在一起：「美味的食物就是滋養的食物。」

以科學方式研究食慾是近晚才開始，起於一個重要的問題：身體中的什麼機制引發出飢餓的感覺。早在一九一二年就出現了一個理論，稱為「咕咕理論」

（rumble theory）。這個理論是說，胃部的虛實乃食慾的開關：當胃裡空空如也，胃壁蠕動彼此摩擦，便發出咕咕聲；當胃裡充滿食物時，這種狀況就解除了。但後來咕咕理論遭受致命的一擊：因為癌症或胃潰瘍而動手術切除胃臟的人，一樣會感覺到飢餓。

後來又有其他理論出現，全都是假設身體會測量變化數值，並告訴腦部該去吃東西。溫度調節假說（thermostatic hypothesis）認為，動物會進食到擁有足夠能量以維持體溫，之後就會停止進食，以免體溫過高。葡萄糖恆定假說（glucostatic hypothesis）認為血糖是重要的環節，脂質恆定理論（lipostatic theory）認為重要的是身體裡的脂肪儲存量，胺基酸調節理論（aminostatic theory）則認為血液中的胺基酸濃度才是擔負了重責大任。這些理論假說著重的事物雖明顯不同，但共通之處都在於從飲食中找出一個單一成分，並認為是這個成分將食慾和身體所需連結起來，例如能量、糖分、脂質或胺基酸。

一九三〇年代，德國工程師之子、年輕的科學家柯特．李希特（Curt Richter）在他位於約翰．霍普金斯大學的實驗室中默默研究大鼠，沒有引起其他人注意。他沒把時間用在發展理論，而是進行巧妙的實驗，精確測量身體如何讓腦部展現出特定的行為，飲食也是其中的行為之一。在七十多年中，李希特都在同一間實驗室中進行研究，他的許多發現成了我們的研究與本書內容的重要背景知識。

在一個實驗中，李希特對大鼠動了手術，欺騙牠們的生理機制，讓身體誤以為自己正以致命的速度流失鹽分。牠們並沒有死，而是吃更多的鹽分來補充失去的量。重要的是，牠們並沒有吃其他更多的食物，攝取其他更多的營養素，僅僅只增加鹽的攝取。李希特又進行了類似實驗，這次減少的是鈣，結果相同：大鼠吃更多鈣來保住性命，但沒有吃進更多其他營養成分。

為了確定自己見到的結果就是大鼠正常的生活展現，他也研究了雌性大鼠在懷孕及授乳期間自然而然的增加鈉與鈣攝取量時，所展現的選擇食物模式。結果也一如他所預料，這些大鼠選擇了那兩種營養素比較多的食物。李希特的實驗顯示出大鼠不只有一種食慾，而是針對不同的營養素，至少有兩種食慾。那些注重溫度、糖分、脂質和胺基酸調節的其他理論，可能得要多多三思了。不是因為這些理論錯誤，而是其中可能都有些部分是正確的。

我們的蝗蟲實驗便是在此登場。我們證明了就算是昆蟲也有多種食慾，並用這些食慾達成均衡的飲食。

不過，食慾不只是告訴我們什麼時候開始吃，也告訴我們什麼時候該停止進食，此事同樣重要。這牽涉了營養成分藉由消化從食物裡釋放出來，被吸收進血液中，並把感到飽足的訊息傳回腦部。問題在於發出這些訊號需要時間（事實上，有些訊號要到吃完一餐才會產生），有可能在接收到停止飲食的訊息前，你就已經吃得太多。我們都熟悉那種吃得太多太快，導致沒有意識到自己十分鐘前就已經吃飽了的感覺。就在這段期間，我們讓系統中的熱量突然暴增。

要如何避免這個狀況？我們需要能夠減緩進食速度、快速填飽肚子、讓養分慢慢的被吸收到血液中，並通知腦部身體裡面已經有養分的東西。幸好大自然中也已經有這種東西了，它能夠填滿消化道、引發飽足感，同時減緩空腹感的出現頻率。

纖維。

對於蝗蟲這種植食動物以及人類這種雜食動物來說，纖維主要來自於大量的植物食物。纖維形成植物的細胞與組織結構，而且如在第二章與第二八五頁中所介紹的，纖維本身大部分是一種結構複雜的碳水化合物，人類無法以自身的消化酵素加以分解。不過有些生活在我們腸道中的微生物能夠消化某些纖維，這些在人體內的數萬億菌群整體稱為微生物群系（microbiome）。

這些微生物回報人體的是產生重要的營養成分（短鏈脂肪酸、維生素以及胺基酸）。它們也幫助免疫系統，維持腸道健康，甚至對心理健康有益。除此之外，腸道微生物還產生讓人覺得飽足的訊號，屬於食慾控制系統的重要成員。

多虧了蝗蟲和營養幾何學，我們瞥見了營養素食慾的美麗與力量。我們也看到在能夠取得正確的食物種類範圍裡，這些食慾如何彼此配合得天衣無縫，幫助動物解決均衡飲食這個複雜的挑戰。我們也在蝗蟲實驗中看到，當情況艱難、不能得到均衡飲食時，各種食慾會彼此衝突。在蝗蟲的例子中，蛋白質食慾占優勢，碳水化合物食慾受到壓抑。

我們當時開始想知道，蝗蟲身上發生的事情是否只是個漂亮的例外，並不能推及動物王國的其餘生物，更別說是人類。或者，我們正在研究的，是自然中普遍的規則？如果是後者，那就很重要了。

第4章　重點回顧

1 動物演化出對於蛋白質、碳水化合物、脂質、鈉、鈣的不同食慾，這「五大營養素」結合在一起，就能夠標示出營養均衡的飲食。

2 纖維能夠抑制食慾、阻止飲食過度，並且餵養腸道微生物群系。

3 在能夠適當選擇食物的狀況下，蛋白質食慾和碳水化合物食慾會彼此合作，讓蝗蟲的飲食均衡。

4 但是所有動物都有這種均衡營養的現象嗎？

CHAPTER

5

找尋不符規則的例外

Seeking Exceptions to the Rule

當科學家在研究可能很重要的議題時，我們所受的訓練是要潑自己冷水，持續提問：我們說不定是錯的？在這裡，我們的問題內容是：多種食慾的力量能夠滿足某種生物的營養需求，會不會其實是例外，而非普世的規則？

明確的說，在我們的研究中，這個問題是：在實驗室中餵養的蝗蟲所展現出來的均衡飲食現象，是否適用於其他動物？而且不只在實驗室中出現，在自然環境中也會？我們認為，以數種食慾均衡飲食的現象可能是普遍的。

這並非只是兩個希望有重要發現的科學家一廂情願的想法。我們有理由相信這個概念可能是正確的。事實上，我們推斷，我們的發現對於所有生物來說，或多或少都是一種必須。

支持我們信念的第一個理由來自於達爾文的概念。生物經由某種機制得到了各種特徵與技能，而這種機制便好比一個簡單的數字遊戲。凡是有助於讓個體成功繁殖的特性，只要有部分是能夠遺傳的，就會傳遞到下一代——比起對繁殖沒有幫助的特徵，它們更容易傳遞下來。因為這些特徵會遺傳，個體的雙親如果具備了有用的特徵，自身在生殖上也會比較成功，藉著這種方式，有用的特徵最後會越來越普遍，並取代族群中功能相同但用處沒那麼大的特徵。

就我們的研究來說，其中發現的各種生物學特性都指向同一個方向：能夠維持飲食均衡的動物，在生殖上要比不均衡的動物來得成功。對於那些沒那麼幸運的個體來說，飲食就像是買樂透，哪些營養需求能夠獲得滿足，哪些不足，由機會決定。沒有食慾來引導，動物有的時候能夠幸運吃到所需的營養組合，但大部分的時候都沒有那麼好運。

不過這個理由只能讓數種食慾的說法有可能存在而已，並不一定是真的。我們要如何測試？最確定的方式是檢驗地球上每一種動物，但是物種數量太多了，光是研究蝗蟲就費了多大心力，我們都還記憶猶新，因此知道這個方法絕對不可行。在飲食智能有受到研究的動物種類中（就我們所知的總加起來有五十多種，小到螞蟻，大到麋鹿），我們研究的個體數量是最多的。在本書中你會看到其他許多動物的故事，但是和所有動物種類相比，這只是九牛一毛。

我們得有不同的研究策略。

我們認為，要了解營養均衡是動物間的共同法則或是僅限少數才具備的能力，最有效率的方法是把這個問題反過來。我們應該測試那些營養攝取看起來「最不」可能均衡的物種。如果我們錯了，那些動物的實驗結果會呈現出來。測試理論受到許多挑戰後是否依然能夠屹立不搖，這種自我懷疑式的研究方式不只是科學中慣常的手法，還是科學決定性的特徵，是它，讓科學之所以為科學。

無論如何，接下來我們要找尋並不在意營養均衡的物種。如果我們發現到最不可能顧及營養均衡的物種都會想攝取均衡的營養，就有信心說即使不是全部，但大部分動物都會這樣做。那麼，什麼物種最適合反證我們的理論呢？就某方面來說，我們已經研究過那個物種了。在所有的動物中，蝗蟲最出名的就是牠們無差別的貪婪食慾，牠們所到之處，什麼東西都會被吞噬。之前的實驗已經顯示出，即使是牠們也會仔細維持飲食中有精確的養分組合，所以我們深信其他動物也會如此，特別是那些對飲食本就挑剔的動物。

在機緣巧合之下，出現了另一個更為艱困的挑戰，其中牽涉到一窩啾啾叫的小雞、一個有哲學傾向的學生，以及兩個半點忙都幫不上的玩意兒。

那是在一九九七年，當時大衛在牛津大學動物系中蘭開斯特的實驗室，負責教授一個動物行為學的實習課程。學生們忙著用一群剛孵化的小雞進行實驗。著名的演化生物學家兼虔誠的無神論者理查・道金斯（Richard Dawkins）當時路過，聽到小雞叫聲，停下來看了看。大衛便在課堂前面和道金斯說起話來。

奮發向學的學生史蒂芬・瓊斯（Stephen Jones）抓住這個機會，上前用得體的語句問道：「我想寫一篇關於後現代主義科學的文章，您願意指導我嗎？」

理查用他特有的簡潔語句問：「後現代主義科學到底是什麼啊？」然後又馬上回答了自己的這個問題：「兩個半點忙都幫不上的玩意兒吧。」（Exactly two halves of bugger-all.）這是尖酸刻薄的英式英語用法，可以翻譯成「沒個屁用」（fuck-all），如果要斯文有禮一點，可以翻譯成「啥也不是」。

理查很清楚（比絕大多數的人都清楚）這個「後現代主義科學」是一種文化相對主義的形式，是一種哲學觀點，指的是科學和其他信仰系統的地位平等，對於「真實」並沒有壟斷性。他知道那種觀點是錯誤的，原因就如我們之前所說：

科學研究帶有自我懷疑的本質，能夠有效的消除不正確的理論，長此下來，能夠把事實和信仰區分開來。

理查婉拒去看史帝芬的文章，但是大衛那時正開始有興趣研究在營養科學中區隔「信仰」與「真實」之間那條細緻的分界，就接下了修改文章的工作。

史蒂芬寫得很好。雖然他的論文並沒有多大的影響力，足以改變哲學界對於真實分野的看法，但是卻間接深深影響了我們對食物攝取的研究。

在寫作那篇論文的過程中，史蒂芬對攻讀博士學位產生了興趣，開始研究一些有實際重要性的對象。他選擇研究蟑螂，那種經常棲息在髒污環境、帶有臭味，並因散播疾病而惡名昭彰的害蟲。我們馬上就認為這是個好機會；蟑螂也是非常適合用來測試攝取均衡營養在動物中是否為普遍現象的物種。

道理如下。這種不受歡迎的動物超級狡猾、極度耐命，適應能力很強，幾乎可以在任何環境中生存，包括從熱帶到溫帶的森林，以及鹽沼、沙漠與城市，在對於絕大多數動物而言很危險的環境中都能夠活得好好的。在城市中，他們自在的在垃圾桶、排水管和下水道中找食物，在餐廳和食物櫃裡也同樣游刃有餘，有時還會出現在你的餐盤中，甚至可一口氣在這些場所之間來去自如。這種彈性背後是能夠以各種飲食維生的強大能力，包括了沒有食物時也能活下去：蟑螂能在不吃不喝的狀況下存活一個月，能在只有水的狀況下存活百日。牠們有些特別的能力應付這種營養缺乏的狀況。

蟑螂的後腸中有數千根棘刺，每一根上面都住滿了數百萬個細菌，全都能夠消化絕大多數動物無法利用的碳水化合物類型。舉例來說，纖維素是木材、紙張、紙箱和棉花纖維的重要成分，蟑螂可以吃掉纖維素，將它作為能量來源，因為牠們的棘刺上有那些細菌。考量到纖維素是地球上最多的有機化合物，卻很少有其他動物能夠把纖維素當作能量來源，就可以知道那是多麼大的生存優勢，也就是說，蟑螂幾乎都不會缺乏碳水化合物。

還不只如此。所有動物都得排出含氮廢物，那是蛋白質生產與分解的各個過程中所產生的。在哺乳動物中，含氮廢物以尿素的方式排出。在絕大多數的昆蟲、鳥類與爬行動物中，排出的是白色糊狀的尿酸。如果蟑螂吃了太多蛋白質，也會排出含氮廢物，但是牠們不像其他動物那樣會全部排出來，有些含氮廢物會以結晶狀態儲存在尿酸鹽細胞（urocyte）中，而那些細胞位在等同於肝臟的脂肪體（fat body）裡。除了尿酸鹽細胞之外，脂肪體中還有含菌細胞（mycetocyte），這些細胞中含有許多在其他地方都無法生存的細菌，它們的工作就是利用尿酸鹽細胞所儲存的氮作為原料，合成胺基酸，釋放到血液中，讓蟑螂用來合成蛋白質。含菌細胞中的細菌實際上是蟑螂自帶的氮再生工廠。

蟑螂具備如此靈活的碳水化合物與蛋白質處理能力，我們合理推測，牠們對於糖分、澱粉和蛋白質的攝取量不需要像其他動物那樣精確。我們相信這是蟑螂能夠吃各式各樣食物、在許多類型的環境中都能生存的原因。

基於同樣的理由，我們很想有機會測試看看蟑螂是否確實會讓攝取的營養成分保持均衡。如果連這種看起來並不需要吃下正確份量碳水化合物與蛋白質的動物，都會保持飲食均衡，那麼，其他動物就更需要這樣做了。

史蒂芬做了個聰明的實驗來證明。他的第一步是讓蟑螂吃進下面三種飲食中的一種，維持兩天：第一群蟑螂吃高蛋白低碳水飲食，第二群蟑螂吃低蛋白高碳水飲食，第三群蟑螂吃兩者均衡的飲食。以人類來說，這好比是一群只吃魚、一群只吃米、最後一群吃魚和米做成的壽司。兩天之後，全部的蟑螂都可以吃自由選擇吃這三類的飲食，要吃多少也完全自由。

結果讓人驚訝。史蒂芬把收集到的資料畫在我們常用的蛋白質－碳水化合物攝取量的座標圖上，我們馬上就發現蟑螂不僅會維持均衡的飲食，而且精確與堅決的程度，是當時所僅見，至今也沒有其他物種能出其右。

在圖中呈現的最後自由吃喝階段中，那些先前以壽司模式進食、攝取了均衡蛋白質和碳水化合物的蟑螂，從這三種食物組合選擇，組成類似之前所吃的平衡狀態。其他兩組蟑螂一開始「只」選擇牠們之前沒能吃到的養分：如果之前被迫只吃碳水化合物，現在會選擇吃蛋白質。反之依然。牠們維持這種進食方式十小時，後來開始三種食物都吃。到了四十八小時之後，牠們攝取營養的目標已經完成。從那個時間點開始，三群蟑螂都去吃同樣混合了蛋白質與碳水化合物的食物，持續了一二〇小時，實驗進行到那時之後結束。

這個結果的意義再明顯不過了。每隻蟑螂都會吃進正確的營養成分，直到攝取量能夠校正之前的不平衡飲食為止，一旦達到平衡，就會選擇同樣的飲食，好維持營養均衡的狀態。當時「營養智慧」（nutritional wisdom）這個詞正流行，而我們的實驗看到了關於營養的天賦：蟑螂的行為就像是追蹤營養成分的飛彈。

不久之後，史蒂芬離開科學界，轉職到教會，我們還沒有告訴道金斯這件事。

藉由蟑螂的研究，我們更相信維持營養均衡並非限於少數物種的神祕能力，但是那些有趣卻令人皺眉的生物，只有防治害蟲的研究人員有興趣。為了繼續研究「自然中維持營養均衡是普遍現象」，我們接下來研究的對象，是普遍被認為並不會維持營養攝取均衡的物種。

最好的研究對象是掠食者。根據覓食理論（foraging theory），掠食者不需要挑選特定的食物就能夠維持營養均衡，因為掠食者的食物（其他動物的身體）所含有的養分比例就和自己的相同（「吃什麼就像什麼」這話基本上是正確的）。因此科學家相信，掠食動物應該輕而易舉便能維持適當的營養均衡，像人類這樣要吃多種食物的動物就得多費心力了。

如果這個理論是正確的，相對來說，我們的營養均衡理論就是錯誤的，因為許多動物藉由吃其他動物而取得營養。

我們需要好好試驗看看。大衛在審查一位年輕丹麥學者的博士論文時，得到了絕佳的機會。這位博士生大衛・梅因茲（David Mayntz）研究的對象是蜘蛛。

這是一次有趣的經驗。大衛自己的博士論文考試在牛津大學舉行，那是個要嚴肅以對的事情，在五個小時中由少數專家所組成的口試委員會密集的討論論文內容並提出疑問，之後才決定博士候選人是否能夠通過。如果這段過程就像無限制格鬥比賽（確有幾分道理），那麼，那位丹麥博士口試的狀況則比較像是專業摔角比賽那種裝模作樣。博士候選人和口試委員坐在房間前面的講台上，面對一群聽眾，通常是候選人的親朋好友。在這個時候，博士論文已經通過了，舉辦口試的目的主要是為了娛樂：讓博士候選人有機會展現自己在研究領域中的專業及討論能力。

梅因茲得到博士學位後，來牛津大學和我們一起研究如何把營養幾何學應用到掠食動物上。我們設計了一個類似於瓊斯之前做的蟑螂實驗。梅因茲很聰明的想到應該要拿三種掠食者來做實驗，而不只是一種，那三種掠食者各有不同的狩獵策略。這個實驗將狠狠考驗我們的理論。

第一種掠食者是步行蟲（ground beetle），這種甲蟲在地面上活動，到處搜捕獵物，像蟑螂那樣覓食。在野生狀態下，這種甲蟲至少在理論上能夠選擇獵捕來吃的食物。

第二種是狼蛛（wolf spider）。狼蛛和步行蟲一樣也能移動，但是比較少主動出擊找獵物，而是靜待晚餐走到眼前。

第三種是裡面最靜態的：結網的蜘蛛，幾乎不動，會結網等待獵物陷在網中。

我們的想法是，如果掠食者真的要維持飲食平衡，步行蟲有機會遇到許多不同種類的獵物，應該最有機會維持均衡。結網的蜘蛛則無法選擇陷在網中的獵物，因此最不可能做到。坐等獵物經過眼前的掠食者則介於兩者之間，雖然幾乎不能決定有哪些獵物出現在自己的攻擊範圍之內，但牠可以移動到其他狩獵地點，改變出現在攻擊範圍內的獵物種類。

我們設置了符合這三種動物生態狀況的實驗。步行蟲吃的是各式各樣的獵物，可以自行選擇，就像是之前的蟑螂試驗，各種營養比例的食物都放在一起。在大自然中，結網的蜘蛛是網中有什麼就吃什麼。因此在我們的實驗中，我們給每個結網蜘蛛一個獵物，其中含有大量或少量蜘蛛所缺乏的營養成分（蛋白質或脂質），看蜘蛛對於這些獵物的反應。靜待獵物經過的掠食蜘蛛和結網蜘蛛一樣，能夠選擇埋伏起來等待的地點，但是不能選擇進入攻擊範圍內的獵物種類。給予這些蜘蛛的獵物，也同樣含有大量或是少量蜘蛛所缺乏的營養成分。

（不過你可能會好奇，我們怎麼拿到蛋白質和脂質含量比例不同的獵物？答案是我們在實驗室飼養獵物，也就是蒼蠅，然後給這些蒼蠅設計了不同的飲食，有些飲食讓蒼蠅的脂質含量高，這些肥蒼蠅就當成掠食者的高脂肪餐點。另一類飲食會讓蒼蠅變得低脂質／高蛋白質。）

步行蟲的行為類似蟑螂：如果之前只能吃低脂質的獵物，之後便會特別選高脂質的獵物。如果之前吃的是低蛋白質的獵物，之後會選高蛋白質的。坐等獵物從眼前經過的蜘蛛對於所給予的不同獵物，會吃不同的份量以調節營養：如果需要脂質就吃比較肥的獵物，如果需要蛋白質就吃比較瘦的獵物。

結網蜘蛛最是厲害。牠們進食的方式是把一批消化酵素注射到獵物體內，再把消化過的營養成分從獵物體中吸出來，剩下的堅硬部分則會拋棄掉。我們發現，那些拋棄掉的屍體中，狩獵者所需要的營養成分剩得最少，代表牠們能夠調整注入獵物中的酵素種類，以符合特定的營養需求。

梅因茲的實驗指出，三種掠食動物全部都會讓營養保持均衡，而且會因為狩獵策略的差異而有不同的機制。有的會選擇獵物，有的會調節各種獵物的攝取量，有的還會選擇從獵物中取出的營養成分。看來，要找到許多「不會」讓攝入營養成分維持均衡的動物，是越來越不太可能了。

人們在想到掠食動物時，通常不會想到步行蟲或蜘蛛這類無脊椎動物，心中浮現的是有動人魄力的獅子、老虎和鯊魚等。牠們也會仔細的吃進各種獵物的份量，好讓攝入的營養保持均衡嗎？想到獅子或鯊魚會評估獵物的身體組成，就覺得荒謬，但是最近幾年，我們卻在研究中發現了一連串讓人驚訝的事。

更荒謬的是認為我們能夠對那些吃人動物進行類似蝗蟲實驗的研究。幸好許多人類家中所飼養的掠食者並不太會把進行實驗的人吃掉。

我們聯絡到阿德里安．休森－休斯（Adrian Hewson-Hughes）時，機會來了，他是一家大型寵物食品公司的研究人員。阿德里安偶然發現我們進行的研究，想知道那些結果是否能應用在家貓與家犬身上。阿德里安和我們對這個實際應用都很感興趣，此外，我們也認為這是個難得的機會，可以回答「脊椎掠食動物是否能維持營養均衡」的問題。

我們把握這個難得的機會，拜訪阿德里安和他的研究團隊，幫忙設計檢測這個理論的營養幾何學實驗。實驗要幾年才能夠完成，但結果值得等待。我們發現在所有的情況下，營養均衡都是影響寵物貓狗對食物的選擇與飲食行為時最強大的決定性因素。我們也發現了這兩種動物因為演化過程的不同，使得彼此之間有著有趣的差異。

貓所選擇的飲食中，百分之五十二的熱量來源為蛋白質，這數值在野生的掠食者中很典型，包括家貓的祖先和狼都是如此。我們研究了五個品種的狗，牠們選擇的食物中蛋白質含量只有百分之二十五到三十五，比較類似於雜食動物，比起狗的未馴化祖先狼要少得多。這個結果代表了狗在馴化的過程中，改變的程度要大於貓。

為什麼？幾年後，大衛發現了最有可能的原因。

當時他在位於婆羅洲圖阿南（Tuanan）沼澤森林中的研究站研究野生紅毛猩猩，工作站中有貓也有狗。圖阿南並不是假日旅遊勝地（在第九章中有詳細說明），那裡的貓和狗就如同在工作站中的每個人一樣各司其職。貓得要抓老鼠，保護珍貴的食物免受威脅。狗則要負責警戒，在花豹等野生動物接近時發出警告。

大衛注意到兩個關於這些貓狗的重要現象。首先，若非事先就知道原委，有件事情看來似乎並不公平：人們只餵狗，貓得自己去找食物來吃，這樣才能夠更有效的控制鼠害。

第二件事是狗吃的食物。研究站地處偏遠，要在顛簸的路上開車數小時，之後換成大型機動獨木舟沿著森林中的河流而上，才能夠抵達，就如同約瑟夫．康拉德（Joseph Conrad）在小說《黑暗之心》中所描述的那樣。船上的空間很有限。人類乘客需要盡量減少行李，彼此緊貼著坐，好騰出空間放置重要的補給物資和研究器材。

因此，船上並沒有精心調味的狗食或狗罐頭，研究站中不可能有這種東西，這裡的狗吃的食物就和狗食這玩意兒發明前（甚至是在農業發明前）的馴化祖先所吃的相同：人類的剩菜剩飯。

這是馴化的貓與狗在巨量營養素所需的比例上有所差異的可能原因。貓體型比較小，而且人類看重的是牠們控制囓齒動物族群大小的能力，所以牠們在演化與馴化的過程中一直都會狩獵，並且把獵物吃掉。狗的體型通常比較大，在馴化早期，重要的優先條件是選育有狩獵傾向的品系（這傾向狼本來就有），好保護人類生命財產的安全。狗和貓不同，狗被迫得吃人類的剩菜剩飯，其中碳水化合物和脂質所占的比例要高出一般肉食動物的飲食，因此狗的飲食便越來越趨近牠們主人這種雜食性動物的飲食。

狗的飲食變化造成了另一個結果，亦即牠們消化澱粉的能力要超過其他肉食動物，這是因為在演化過程中，牠們消化澱粉的澱粉酶（amylase）基因數量增加了。在第十章中會提到，隨著時間推移，人類因為穀物等富含澱粉的農作物出現，也發生了類似的演化改變。這顯示出生活在共同環境中（以此處為例，是因為農耕而使得富含澱粉的食物增加的環境），不同生物會如何出現類似的變化，這過程稱為趨同演化（convergent evolution）。人類養的狗變得更像人類。

狗雖然能夠從飲食中得到精確比例的巨量營養素，但我們測試的某些品種在食量上超過了標準，攝取的熱量超過我們計算出牠們應該所需的份量。養過拉布拉多（Labrador）的人應該不會驚訝牠們的食量將近實際所需的兩倍。可能的演化原因在於狗的祖先狼採用了「撐飽耐飢荒」（feast and famine）的生存策略，偶爾捕獲獵物的時候就和同一群的狼爭先吃掉，之後很久一段時間都沒有得吃。在我們的研究脈絡中，這個現象有重要的意義：狼吞虎嚥的動物也得攝取均衡的營養。

從掠食者傑出的營養均衡能力來觀察，我們好像學到了重要的什麼，但同時也讓我們陷入思考。流行的覓食理論認為掠食者不需要維持攝入營養的均衡，因為動物組織中的營養已經均衡了，符合肉食動物的需求。那麼，既然如此，掠食者進食的時候為何還是要加以選擇，好維持營養均衡？牠們展現出來的行為類似於我們在植食動物與雜食動物身上所見。

後來我們了解到，覓食理論一開始的前提是錯誤的。

覓食理論的錯誤在於假設動物的身體組成成分是固定不變的。事實上，我們知道身體的組成會受到飲食、季節、健康狀況和其他許多因素而有所變化。之前已經提過例子了。在梅因茲的實驗中，藉由改變蒼蠅飲食，我們能夠養出肥獵物和瘦獵物來餵蜘蛛。也可以想想看人類這個物種的體脂肪含量——奧運選手的體脂肪可以少到只占體重的百分之二，但是肥胖者的體脂肪卻占了體重的百分之五十，兩者的差距相當於乾豆子和濃郁的沙拉醬，但卻是同一個物種。

更重要的是，在掠食者的一生當中，沒有哪一次的飲食內容的比例是最恰當的。因為掠食者和其他動物一樣，營養需求會隨著成長、成熟與生殖狀況而變化，在健康或疾病、年幼或年老、活動或休息時等都不同。因為如此，掠食者便如同植食動物與雜食動物，覓食時需要選擇，好符合特殊狀況的需求，而且獵物的種類很多，讓牠們能夠這樣做。

我們和梅因茲進行的另一項實驗指出了這一點。那個實驗中用到了一開始和蜘蛛共同用於實驗的步行蟲，只是實驗過程有些調整。這次大衛到野外去，捕捉在丹麥的寒冬歷經漫長休眠後才剛剛甦醒的步行蟲，帶回實驗室中研究。

步行蟲在休眠期間不進食，靠之前儲存在身體中的脂肪維生。因此我們知道剛抓來時牠們可能會很瘦，需要趕快把身體養胖。我們的問題是，這是否會影響牠們對於食物的選擇。

一開始，牠們選擇高脂質飲食，之後隨著身體中脂肪儲存量增加，牠們漸漸調整攝食內容，吃下更多蛋白質。這同樣不是巧合：牠們進入了準備生殖階段，對此時的昆蟲而言會需要大量蛋白質。

所以，這裡傳達的訊息是：對於這些步行蟲來說，根本就沒有所謂單一均衡的食物，牠們的需求會隨著生命階段的不同而變化。連動物的活動程度都會影響對營養的選擇。我們另一個學生露易絲・佛爾斯（Louise Firth）讓蝗蟲飛行不同的時間長度，並發現飛行時間最久的蝗蟲所選擇的食物中，碳水化合物的含量要超過蛋白質，因為飛行時用到的燃料是碳水化合物。

對（幾乎）所有動物來說，包括掠食動物，吃東西就像是用擺動的槍管瞄準移動的目標。需要有專門設計的各種穩定機制（在這裡的形式是交互作用的各種食慾）彼此協同，才有希望維持均衡。例外可能很少，僅限於非常特殊的狀況。

有個例外，那是為一個動物所需的所有養分專門設計出來的食物：乳汁。其中特別有趣的是澳洲的尤金袋鼠（tammar wallaby）。小尤金袋鼠一出生就住在媽媽肚子的育兒袋中，除了乳汁，沒有機會吃到其他食物。但是乳汁雖然只叫做乳汁，但內容並非完全是同一種東西：袋鼠媽媽分泌的乳汁會隨著時間產生複雜的組成變化，改變其中的營養成分，以配合袋鼠寶寶發育中各個階段的需求。舉例來說，會有不同的胺基酸混合物，幫助腦部、肺臟、指甲和皮毛的生長。除此之外，雌袋鼠有可能同時餵養兩隻處於不同發育階段的小袋鼠。在這種狀況下，兩隻小袋鼠有自己專用的乳頭，供應的是適合各自生長階段所需的營養成分。不過我們預期，當小袋鼠離開了專門餵養牠們的珍貴袋子之後，飲食機制不會和其他種類的動物有所差別，也會發展出對於特定營養成分的食慾。

我們回答了最初提出來的問題：各種動物**都**有維持營養均衡的現象，沒有例外。我們的實驗指出了植食動物、雜食動物和肉食動物都會如此，也不論馴化與否。我們重新思考了覓食理論，好找出解釋的方式。

但我們是習慣在野外觀察動物的生物學家，知道只有某些狀況下，自然環境中才有足夠豐富與多樣的食物，能夠確保動物得到營養均衡的飲食。在現實世界中，動物通常不可能所有養分都得到正確的攝取量。這種不均衡狀況是如此普遍，我們猜想，動物應該還有備案才對——也就是說，牠們的食慾系統在無法得到需要的養分時，會有所反應。牠們可能需要妥協，並且在某種食物吃太多、另一些食物吃太少時，協助身體維持平衡。

我們的蝗蟲實驗正是為了回答這個問題：蝗蟲的備案本質是什麼？答案是，在所有營養成分中，牠們永遠以攝取蛋白質為優先，而且甚至可能會因此延長發育時間，為了吃到夠多蛋白質，變得肥胖也在所不惜。那麼，人類的備案是什麼？就我們所知，從未有人提出這個問題，更別說提供答案了。我們決定找出答案，而接下來發生的事，改變了我們的研究生涯。

第5章　重點回顧

1　就算是看似最不可能的動物（從蟑螂到貓）也有多種食慾，如同追蹤營養的飛彈，以維持營養均衡。

2 不過，一如第三章所說，在飲食不均衡的時候，這些食慾會彼此競爭，就蝗蟲的例子來看，是蛋白質食慾勝出。

3 那麼在人類的狀況是如何？

CHAPTER

6

蛋白質槓桿理論

The Protein Leverage Hypothesis

二〇〇一年某天，大學生瑞秋．巴特利（Rachel Batley）敲了史蒂夫辦公室的門，說：「我正在找畢業論文的研究計畫題目，最好是研究人類的。」

這個要求很不尋常。不是說找論文研究題目這點不尋常，在牛津大學，要得到動物學學位，提交畢業論文是必須，但是通常不會想要研究人類，而是研究昆蟲、獾，或是其他更動物學領域的對象。當要進行類似的研究時，以人類作為對象會很麻煩。

史蒂夫回答說：「嗯，碰巧的是，我們有個蝗蟲實驗，一直想要在人類身上進行⋯⋯」

蝗蟲實驗的結果簡單又優雅，使我們思考到自己，特別是，人類自身是否真如同我們想要相信的那般複雜又與其他動物不同，抑或，在自由意志與燦爛文化的表象之下，人類實際上如同蝗蟲，由古老而強大的慾望決定了所吃的食物與食量。而倘若巨量營養素食慾屬於這些基本的生物慾望，就會有另一個問題出現：在逐漸嚴重的肥胖潮流中，是否一如眾人所說，脂質或碳水化合物就是罪魁禍首？畢竟熱量攝取增加造成了全球肥胖大流行，同時增加的是吃下的脂質和碳水化合物，而非蛋白質。最近幾十年來，蛋白質的攝取量幾乎沒有改變。

但是打從一開始研究人類營養時，要獲得正確的人類飲食紀錄就讓研究變得非常令人苦惱，絕大部分的研究都依賴受試者自己對前一天飲食內容的報告。麻煩的地方在於人類會忘記，而且我們說謊騙自己的程度和誆騙其他人差不多。營養科學家約翰·德·卡斯特羅（John de Castro）說過一個故事：他讓受試者把每一餐的內容都拍攝下來，以為這樣就能把問題解決。利用這些照片去喚起記憶，幫助受試者填寫食物問卷，這樣就不可能犯錯。

他是這麼想，但——他想錯了。他把這稱為「消失的布朗尼蛋糕」效應。濃郁美味熱量高的食物明明出現在照片中，但受試者硬是忘記把這個布朗尼蛋糕和旁邊忠實記錄下來的水果、蔬菜和低脂雞肉一起放到食物問卷中。

與其依賴飲食紀錄，更精確的方法是對待人類受試者如同對待蝗蟲，把他們關起來一陣子，在這段期間中只能吃單一種類、乾燥的實驗雜糧。如此下來，必定能夠記錄到可靠的食物攝取量，但是也不會有人會來敲門說自願擔任受試者。

幸好瑞秋想了個漂亮的解決方案。她家在瑞士阿爾卑斯山區有個偏僻的農舍，環境舒適，而且距離最近的超級市場或酒吧都很遠。她找了朋友和親人總共十個去到那兒，過了一週沒有咖啡因、酒精和巧克力的生活，就如同蝗蟲那樣。

實驗是這樣進行的：在頭兩天，受試者想吃什麼就吃什麼，吃多少都可以，可供選擇的食物包括了肉、魚、蛋、乳製品、水果、蔬菜，諸如此類。每種食物都會秤重，而且有營養成分組成表，寫出其中蛋白質、碳水化合物和脂質的份量。每個人攝取的每餐與每種零食的份量都記錄下來。

到了第三天與第四天，受試者分成兩組，能選擇的食物減少了。一組只能吃高蛋白飲食吃到飽，包括肉、魚、蛋、低脂乳製品，和少許水果和蔬菜。另一組吃低蛋白但高碳水、高脂質的食物，如義大利麵、麵包、各種穀物穀片，甚至還有甜點，但就是沒有肉、魚和蛋。同樣的，這段期間所有受試者想吃多少就吃多少，也會記錄下他們攝取的熱量與巨量營養素份量。正如我們之前對蝗蟲、蜘蛛、蟑螂和其他動物所做的那般。

之後兩天，他們的飲食回復到頭兩天的狀況，能夠自由選擇所有的食物。之後任務完成，所有人都回到平常的生活中，而這時我們有了新的紀錄數字要整理，需要一些頭腦清醒的時間好好研究，但是在牛津大學的日常學術生活忙碌，很難辦得到。

二〇〇二年七月，我們兩個都和家人一起搬到柏林，在高等研究所（Wissenschaftskolleg）擔任為期一年的研究員。高等研究所的管理委員會每年會從世界各地邀請約四十名不同領域的學者，齊聚一堂，如同已經完善的社群。那一年的成員包括了作家、作曲家、生物學家、政治經濟學家、哲學家、民族誌學者等，其中一位是匈牙利作家因惹．卡爾特斯（Imre Kertész）*，他在那年十月獲頒諾貝爾獎。（我們當然沒有功勞，但是很高興他能得獎。）

我們的辦公室位於賈菲莊園（Villa Jaffé），這個地方並非沒見識過人類動物本能的那一面。第二次世界大戰期間，納粹根據紐倫堡法案（Nuremberg Laws），徵收了莊園，安置赫曼．戈林（Hermann Goering）所掌理的國家狩獵局（Reich Hunting

Association）。戰後，這個地方成為一家鈕釦工廠，接著歸還給原先屋主的家族，當時他們住在以色列。

一到柏林，我們就開始鑽研從瑞士農舍實驗得到的數據。我們發現在實驗第一階段中讓受試者可以自由選擇飲食時，他們表現得很好，能夠好好的選擇食物，攝入適當的熱量，飲食中的蛋白質約占了總熱量的百分之十八——這恰恰是預期中人類的表現，世界各地對人類建議的蛋白質攝取量通常在百分之十五到二十之間。順便一提，這很接近卡莉連續三十天觀察狒狒史黛拉所得到的巨量營養素比例：狒狒飲食熱量中有百分之十七是蛋白質。

引人注目的是，到了實驗的第二階段，受試者分成了高蛋白飲食和高碳水／脂質飲食時，每個人攝取的蛋白質份量都維持在能夠自由選擇食物時的狀況，因此那些只能吃高碳水／脂質飲食的人，多吃了百分之三十五的熱量，以攝取足量

* 因惹・卡爾特斯（1929—2006），猶太人。生於匈牙利布達佩斯。十五歲時被送往奧許維茲集中營，後又轉往布亨華爾德集中營，一九四五年重獲自由。他最膾炙人口的作品為「非關命運三部曲」，首先是他於一九七五年出版的首部小說《非關命運》，第二部為《慘敗》，第三部為《給出世的孩子做安息禱告》。作品被翻譯為英、法、德、俄、西班牙等多種語文。

的蛋白質。相較之下，吃高蛋白的那一組所攝取的熱量比之前少了百分之三十八。

顯然我們的受試大學生的表現和蝗蟲相似：對於蛋白質的食慾似乎決定了總攝食量。

但是我們都高度理解，這個結果只是代表有可能而不是真正的答案。人類很多很複雜，多樣性很高，而我們的研究對象只是一小群大學生，在受控制的範圍下吃某些特定種類的食物而已。除了人類和蝗蟲之間飲食傾向的相似性之外，還有其他可能的解釋嗎？

舉例來說，我們並沒有調查人類受試者在實驗之前吃了什麼，有可能出於偶然，被我們分組的兩群人一開始就有不同的飲食習慣。除此之外，我們也沒有把人像是蝗蟲那樣隔離在小塑膠盒中，那些學生的飲食是在具有高度社交性質的環境裡進行，使得選擇食物時很容易受到朋友的影響。動物不想吃的時候就會停下來，但是我們人類出於禮貌或不要浪費食物的理由，會覺得要把盤子中的食物吃完，這種行為甚至有個科學名詞：**強迫完成**（completion compulsion）。

就算有這缺陷，瑞秋的實驗結果也令人振奮。由於人類和蝗蟲之間有類似的行為，我們現在有信心提出下面這個假說：

在蛋白質少但是熱量豐富的狀況下，人類會吃過多的碳水化合物和脂質，好取得蛋白質攝取目標份量。但是當能取得的飲食中蛋白質含量高，人類會減少碳水化合物和脂質的攝取量。

這個假說的意義重大。在經由活動消耗的熱量沒有改變的前提之下，高碳水化合物和高脂質的飲食將會導致體重增加，而高蛋白質飲食則會使得體重減輕。這樣的結果是否符合所需，取決於個人所處的環境。但是無論如何，最優先事項看來都是攝取定量的蛋白質——不過多也不過少。是蛋白質的力量，影響了我們對於其他所有食物的選擇。

如果之後有進一步的實驗佐證了這些發現，就代表了有了全新的、具有潛在開創性的強大方法，可以用來研究一些重要的問題，其中包括：為什麼近幾十年來，肥胖，以及和肥胖有關的嚴重疾病在全球以大流行的比例上升？

到目前為止，對於人類近來才有的體重過重現象，大部分人想到的是在人類的飲食中，碳水化合物和脂質這兩種巨量營養素提供的熱量過多。人類攝取的熱量中，只有百分之十五來自於蛋白質，在全世界各地的人類族群中，這個比例幾十年來都沒有改變（至少對於有穩定食物來源的人是如此）。當然，人們所吃的蛋白質食物種類有很大的變化，例如有些國家隨著經濟發展對於紅肉的需求量越來越高，禽類飼養工業化使得西方飲食中禽肉的份量增加。但不論葷食還是素食，人類從各種食物中得到的蛋白質總量，在全世界各地的人類族群中，幾十年來都維持穩定。

公共衛生專家普遍認為蛋白質和肥胖流行無關，就上面種種數據看來，的確毫無意外，畢竟讓全世界腰圍增加的熱量，來自於過度攝取的脂質和碳水化合物。

但是我們對於蝗蟲和人類的研究，還提供了另一個解釋：過度飲食是「為了」要維持固定的蛋白質攝取量，我們認為這點值得詳加研究。

在這個食物中脂質和碳水化合物占比越來越高的世界，為了要得到一定的蛋白質份量，我們的蛋白質食慾是否驅策我們吃下更多熱量？

根據聯合國糧農組織（Food and Agriculture Organization of the United Nations）的營養可得性數據（和攝食數據不同，但非常相近了），在一九六一年到二〇〇〇年之間，美國平均飲食成分改變了很多，蛋白質從百分之十四減少為百分之十二·

五。脂質和碳水化合物這些巨量營養素所占的比例當然也就高出均衡比例所需了。由於這種改變，美國人能夠維持攝取足夠蛋白質的方法就只有把攝取的熱量多增加百分之十三，造成了能量（熱量）過量以及體重增加。現在的狀況也是如此，但是沒有人注意到。

我們把瑞士農舍的結果寫成論文，在二〇〇三年發表，然後起草第二篇論文，後面那篇花了兩年才問世。該篇論文的標題是〈肥胖：蛋白質槓桿理論〉（Obesity: The Protein Leverage Hypothesis），人類營養科學社群對於這篇論文的反應既遲緩又不安。

二〇〇五年，史蒂夫到劍橋大學演講，吃晚餐時，一個同領域中的資深大人物說，希望我們知道他在審查〈肥胖：蛋白質槓桿理論〉時拖延了，之後才讓這篇論文發表出來。為什麼會這樣呢？他說他認為我們的結果可能是正確的，但是我們得了解，對於他這類在人類營養學界的科學家們來說，要理解自己錯失了這麼明顯的結論，卻由兩個初出茅廬的生物學家所發現，有多麼困難。

他的坦白令人敬重，這種慷慨坦然是頂尖科學家的特質。

從柏林回到牛津時，我們覺得束縛都消失了，日常學術生活的負擔都離我們而去。當然，過了幾個月，那些束縛負擔又都回來了。我們再次離開，這次大衛接受了紐西蘭的一個職位，史蒂夫成為澳洲雪梨大學的澳洲研究委員會聯邦委員（Australian Research Council Federation Fellowship），那是為了讓長年在外的澳洲科學家回國所特別設置的職位，沒有繁重的文書工作，唯一的義務就是要設計創新有趣的研究計畫，簡直就是天堂。

我們希望在雪梨進行的第一項計畫是瑞士農舍計畫的增量版（不是故意用雙關語）*。這次我們想要控制之前實驗中兩個不確定的面向。首先，我們沒有考量到實驗中各種食物美味程度的差異。如果受試者不喜歡實驗中的高蛋白質食物呢，而這或許解釋了為何他們在實驗的日子中吃得比較少？又或者，吃低蛋白質與高碳水／脂質的人很喜歡吃農舍提供的那些食物，結果攝取量比實際需要的來得多？換句話說，蛋白質攝取量不變可能只是純屬巧合而已。

除此之外，要是在自由選擇階段和限制選擇階段之間的攝取量差異來自於食物種類多寡不同呢？在「想吃什麼就吃什麼」的階段，可以選擇的食物種類數量是在限制時期的兩倍。也許食物多樣性影響了每個人的攝食？

這次，我們想要在各階段中提供相同數量的食物種類，但是多少掩飾其中的蛋白質含量差異，同時也顧及這些食物的可口。許多科學問題都是以這種方式進行的：在觀察到可能很重要的結果之後，據此設計新的實驗，好確定這個結果是真實的，而且不會有其他的解釋方式。

我們邀請了營養科學家艾利森．戈斯比（Alison Gosby）加入在雪梨進行的計畫。她巧妙又費心的選取了二十八種食物，組成了早餐、午餐、晚餐和點心的菜單，每種都有三個版本，各含有百分之十、十五、二十五的蛋白質，而每種版本的總熱量都相同。受試者都確認了每種食物的三個版本嘗起來都一樣可口。

接下來，艾利森招募了二十二位體型纖瘦的志願者，在大學中的睡眠研究中心進行實驗，那兒的設備布置就像是旅館。她把受試者分成小群，並且關起來（就像是蝗蟲實驗中那樣）十二天，這十二天均分為三個階段，每階段四天。她每天會帶受試者外出散步一個小時，監控他們，以免他們偷溜去買零食。受試者在前

* 增量版的原文為beefed-up version，故而作者有此言。

後兩個星期看到的菜單都是相同的，也沒有被告知這個實驗的目的。我們考量到了食物的可口、熱量、密度、種類和供應量等，全都面面俱到了。在吃進去的量裡，主要差異應該是由菜單中的蛋白質含量所決定。這次的試驗者會和瑞士農舍中的學生一樣，在低蛋白質飲食時吃下比較多熱量嗎？

的確如此——他們在低蛋白飲食的那一週多攝取了百分之十二的熱量。這個額外的百分之十二熱量更能解釋全球肥胖大流行。我們創造了現在世界飲食狀況的小模型，也得到令人警戒的結果。

有趣的是，那些額外的熱量並不是來自於吃比較大份的正餐，而是零食。我們提供的零食有甜有鹹，你可能會認為甜食是主要額外的熱量來源，但是你錯了。額外的熱量幾乎都來自於鹹的零食，那些嘗起來有「旨味」的食物。之前對食慾的說明中會提到，旨味代表了食物中含有蛋白質。在高碳水／脂質與低蛋白質的飲食中，受試者受到愚弄，去吃了嘗起來像蛋白質、但其實只是經過許多加工的碳水化合物。

接下來我們得到一個機會，在牙買加進行這個雪梨實驗。這是因為大衛經由在奧克蘭的同事彼得・格魯克曼（Peter Gluckman）爵士介紹，認識了西印度群島大學（University of the West Indies）的泰倫斯・佛瑞斯特（Terrence Forrester）教授，方得以促成此事。

二〇一一年，大衛和他的博士班學生克勞蒂亞・馬丁奈茲－柯德羅（Claudia Martinez-Cordero）前往牙買加首都京斯敦（Kingston），幫忙泰倫斯和他的博士班學生克勞蒂亞・坎貝爾（Claudia Campbell）設置實驗。那個實驗在各方面幾乎都和雪梨實驗相同，唯有一點差別。我們還計畫要觀測人類是否會選擇攝食目標，就像是我們在蝗蟲、蟑螂和其他動物實驗中所做的那樣。如果會，那麼巨量營養素會混合成什麼樣子？

艾利森稍晚抵達了牙買加，帶著她千辛萬苦才設計出來的隱藏蛋白質食譜與菜單，但是發現當地人根本不喜歡那些食物。

典型的反應是：「這不是早餐該吃的東西。」和「這些食物為什麼要放在同一餐中？」

雪梨人完全能夠接納的食物，在牙買加的傳統烹調中是無法接受的。艾利森必須把菜單砍掉重練，設計新的餐點，不過一切辛苦都是值得的。

在實驗的最初三天，六十三位志願者可以在三種菜單中自由選擇，其中蛋白質含量分別為百分之十、十五和二十五。換句話說，他們可以依照自己的意願混合蛋白質含量介於百分之十到二十五之間的飲食。不過所有的受試者把食物混合起來後，他們選擇攝取的蛋白質含量非常接近百分之十五，類似於目前全世界各族群飲食中蛋白質所占的比例。在實驗的第二階段，每個受試者吃的是蛋白質含量分別只能為百分之十、十五或二十五的飲食，結果和雪梨實驗一樣，吃低蛋白質飲食的受試者攝取了比較多食物與熱量。在為期五天的實驗中，他們甚至出現了體重增加的跡象。

看來我們對於動物的研究可能可以讓我們解決人類的一個大問題，最大的那種：在人類兩百萬年的歷史中，我們累積脂肪到這種空前程度的原因究竟是什麼？科學麻煩（也是它美好）的地方在於，幾乎所有的新發現都會帶來新的問題，需要解答。在此也不例外。

第6章　重點回顧

1 人類和蝗蟲一樣，會以吃到足夠的蛋白質量為優先。

2 在這個蛋白質缺乏和熱量豐富的世界中，人類得吃過多的碳水化合物和脂質才能夠得到足夠的蛋白質，使得我們容易肥胖。

3 飲食中如果蛋白質含量高，便會少吃一些碳水化合物和脂質，以免吃下太多蛋白質。

4 這是高蛋白質飲食能讓人體重減輕的原因。但是為什麼我們要冒險吃過少的熱量而避免吃下太多蛋白質呢？

CHAPTER

7

多吃點蛋白質不就好了嗎？
Why Not Just Eat More Protein?

看來我們好像得到了重要的發現，能夠解決人類神祕的肥胖問題了。只要增加飲食中的蛋白質比例，我們就不會吃太多，導致肥胖、糖尿病、心臟病或其他任何相關的健康問題。但如果真是這樣，大自然又為何要讓人類的蛋白質食慾有上限？這說不通。

蛋白質不足是大事，理由顯而易見：之前有提到，這種營養成分提供了氮元素，用於身體的構築、維持與修復，並讓人能夠繁衍。我們要有足夠的蛋白質才能活下去。

但是我們為什麼不願意「多」吃蛋白質——吃到讓飲食中含有高比例的蛋白質、攝取的食物份量就能比維持體重所需來得少的程度？的確，現在有許多人都希望體重減輕，但是對人類這個物種的存續來說，卻絕不是可喜的結果。事實上，還恰恰相反。人類以往的挑戰是要得到足夠的食物以維持生存，保證會讓體重減少的飲食方式可能等於自殺。

這麼看來，食慾是在告訴我們寧可少攝取一些熱量（冒著能量不足的危險），也不要吃進太多蛋白質比較好。光是這點就可以指出，吃太多蛋白質會造成一些嚴重的不良結果。蛋白質食慾這樣精細調控的系統，不可能是意外演化出來的。事實上，如果是對生存與生殖沒有幫助的特徵，就會逐漸退化，最後消失。「用進廢退」是一句演化好格言。

也有證據指出吃太多蛋白質對身體不好，最有名的事蹟是「兔子飢餓症」（rabbit starvation）。

這個事件和讓兔子挨餓沒有關係，相反的，這是在一八八一年到一八八四年格理利北極探險（Greely Arctic Expedition）經驗到的慘痛教訓，在北極進行科學研究期間，二十五位探險隊員中有十九名去世。

兔子和絕大多數的野生動物一樣，體脂肪極低，大約只有百分之八。相較之下，羔羊的體脂肪為百分之二十八，牛和豬則為百分之三十二。兔肉的大部分都是蛋白質，基本上沒什麼碳水化合物。如果你除了兔子之外沒有其他東西可吃，那麼高蛋白低脂肪／碳水比例的飲食很快就會造成**蛋白質中毒**（protein poisoning）。這是一種罕見的營養不良症，病因是蛋白質過多而其他兩種巨量營養素不足。北極探險家維加莫爾・史蒂芬遜（Vilhjalmur Stefansson）曾得過這種症狀，他寫道：「吃兔子的人如果沒有來自其他動物的脂肪，例如海貍、麋鹿、魚類，在一個星期後將會腹瀉、頭痛、倦怠、隱隱不舒服。」

當然了，在北極致命的探險過程中，並沒有大量的兔子（和其他食物）可吃。史蒂芬遜認為，在格理利的探險途中，有些人的死因據信和食物吃完之後開始吃人有關（摩門螽斯的陰影浮現了）。那些死者被吃的時候，身體中的脂肪比例可能少到和兔子一樣，正如理論所持的觀點。

達爾文在撰寫《小獵犬號航海記》時，也注意到除了蛋白質之外，脂質和碳水化合物的重要性：

> 現已數日除肉之外未嘗到其他食物：我並非全然不喜新飲食，但覺得必須同意做來困難。我聽聞在英國有病人只願意吃肉食，即使眼前有續命之望，

但依然難以克制慾望。惟居於彭巴大草原之高楚人（Gaucho），數個月中除牛肉外無他物可食。但我見他們吃大量脂肪，此類食物比較不似動物。高楚人亦特別厭惡如刺豚鼠等較柴之肉。

不過，人類攝取蛋白質的目標量（總熱量的百分之十五左右），比起會引發疾病的百分之四十到五十，有一段很大的距離。因此，攝取了超過目標量蛋白質所引起的負面效應，一定會比嚴重腹瀉和死亡要輕微得多。

我們也知道，有些動物演化到後來，並不僅僅是能夠忍受飲食中的高蛋白含量，而是牠們就需要那麼高的比例。這代表了牠們在演化的過程中克服了高蛋白飲食這項挑戰。我們在第五章中解釋過，我們對貓、狗、蜘蛛和步行蟲等掠食動物進行了實驗，發現牠們攝取的熱量中蛋白質需要占百分之三十到六十，而人類只需要區區百分之十五。當然，這樣就說得通了，因為那些動物就是演化成主要以其他動物為食，而在動物身體中，蛋白質所占的比例高。

但縱使是掠食者，若情況允許，在飲食中蛋白質太多時，牠們也會非常想去吃脂肪，以免吃了超過目標份量的蛋白質。在脂肪稀少的狀況下，掠食動物的族群數量會大幅縮小。這種現象可在大西洋北部地區的海鳥族群中見到，最近幾十年由於過度漁撈，高油脂魚類的數量大減，鳥類只好吃比較瘦、蛋白質含量較高的魚類物種，導致這些海鳥無法儲存飛行與遷徙所需要的足夠能量。

顯然，我們需要找個法子理解飲食中如果蛋白質比例太高所要付出的代價，並把它所造成的不良效果（不論是什麼效果）和蛋白質吃得太少做個比較。後來史蒂夫在一場宴會中有了機會。

那是在二〇〇五年，史蒂夫和家人從英國牛津搬到澳洲雪梨，租了屋安頓下來。新鄰居舉辦街頭派對時，邀請了他們全家。在那天晚上，史蒂夫和一個新認識的鄰居聊天，他的名字是大衛．李．考特（David Le Couteur），後來得知他在雪梨大學擔任老年醫學教授，也是醫師。他知道史蒂夫是生物學家後，便問他能不能在一場健康老化生物學的國際會議上發表關於營養的演說。史蒂夫答應了，但是第二天早上他醒來心想：「我在幹嘛？我對老化的生物學一無所知。」

史蒂夫聯絡在紐西蘭的大衛，一起討論相關的科學文獻。在看論文時，我們的興趣越來越濃，同時也感到困惑。

有些疾病的罹患率和老化息息相關，並會隨著年齡增長而急遽上升，包括肥胖、第二型糖尿病、心臟病與中風、失智症，還有癌症。老化的過程中似乎有什麼因素和容易罹患這些疾病的傾向有關，導致我們在死亡前有許多年（平均來說）都處於健康不良的狀態。

在二〇〇五年時，飲食和老化的生物學之間由一個重要的概念所連結：減少百分之四十的熱量攝取（對人類來說就是一天少吃一千大卡），可以讓許多動物的壽命延長。這並不是要藉由少吃來避免肥胖，而是要藉此減緩老化的基本生物過程。

限制熱量和老化的相關研究有著悠久而豐富的歷史。路易吉・科納羅（Luigi Cornaro，1464–1566）是富裕的威尼斯貴族，他過著放縱慾望的日子，當然也包括了大吃大喝。到了中年，他的健康狀況急遽惡化，深感自己大去之日不遠矣。在醫生的建議下，他採用了熱量限制飲食，每天只吃幾百公克的食物。後來他活到八十多歲都覺得精神暢旺，便寫下一本書，名為《確保長壽與健康的生活方式：矯正不良體質與其他》（*Sure and Certain Methods of Attaining a Long and Healthful Life: With Means of Correcting a Bad Constitution, etc.*）。書中，他將自己的長壽歸功於節制的生活方式和盡量少吃。傳說他活到一百零二歲。

一九三五年，美國康乃爾大學的克萊夫．麥克凱（Clive McCay）和同事發表了一篇論文：〈減緩生長對於壽命長度與最終體重的影響〉（The Effect of Retarded Growth upon the Length of Life Span and upon the Ultimate Body Size），在該領域立下了里程碑。這是第一篇提供了有力證據、指出限制熱量攝取有助於延長壽命的研究報告。麥克凱飼養的大鼠，熱量攝取得少，生長速度較為緩慢，但是比吃得好的大鼠活得更久。

從那時起，就有許多人報告，在熱量攝取減少的狀況下，有多種不同生物的壽命都延長了，小從酵母菌和線蟲，大到果蠅和猴子都是。不過其中有副作用：所有接受試驗的物種，活得較長的個體，繁衍的後代較少。這種壽命和後代彼此平衡消長的現象，引出一個概念：若把能量投資在某個程序上，就得消耗另一個程序；生物體要不是將熱量和資源用在活得比較長久上面，就是將其用在生養下一代。另一個概念是：生養兒女——可以說，就是磨損與耗費——會直接讓壽命減短。睡眠不足的新手父母應該會相當認同。

對於許多現今的人來說，比較少的孩子以及比較長的預期壽命看似是兩全其美。在已開發國家中，出生率下降加上壽命增長的現象便證明了這一點。

早期研究人類限制熱量的機會，出現在美國亞利桑那州的「生物圈二號」（Biosphere 2）這項大膽計畫中。這個著名的計畫是打造一個封閉的生態系統：設有小型雨林、沙漠、海洋、紅樹林沼澤、莽原和小農場的溫室。加州理工學院著名的熱量限制研究員羅伊・沃爾福德（Roy Walford）和其他七個人一起關在生物圈二號中兩年，這些「生物圈人」（Biospherian）生產出的食物只能維持低熱量飲食。沃爾福德說，他們的體重減輕了，而且都出現了相似的代謝變化，有利於健康（例如血壓降低、血糖控制得更好），這些現象之前也在熱量受到限制的大鼠身上出現。

這些結果都很有趣，但也讓我們困惑。理由是，所有關於熱量限制的研究論文中，全都沒有人個別檢驗三種巨量營養素的角色。基於我們研究的方向，我們當然會想知道活得更久是因為總熱量攝取得少，抑或熱量來源才是重要關鍵。換句話說，蛋白質、脂質還是碳水化合物對老化有什麼影響？不單單是個別影響，也包括它們混合在一起的作用？

在健康老化會議上，史蒂夫的演講可謂挑釁；他質疑了熱量限制延長壽命這個結論的相關證據。他認為目前還沒有足夠的證據指出總熱量是延長壽命的關鍵，熱量的來源種類依然可能比熱量的總和還重要。事實上他告訴聽眾，從對齧齒動物和果蠅的實驗所得到的證據表明，限制蛋白質和特定胺基酸（例如甲硫胺酸和其他有支鏈的胺基酸），可能比限制總攝取熱量更加重要。演講完後他覺得自己下次不會受邀了。

但是聽眾不覺得受到冒犯，實際上，他們還鼓勵我們從營養幾何學的角度重新檢視熱量限制。我們擬定了一項計畫，好釐清各種營養素熱量所造成的影響，結論是最好由大規模實驗研究小型又短命的動物開始，也就是昆蟲。

我們選用的昆蟲是果蠅（*Drosophila*），這是研究老化生物學的模式昆蟲，同時也因為用於遺傳學和分子生物學的研究而享有大名。在研究人類健康時，果蠅是優異的模型。在人類身上引發疾病的基因，有四分之三在果蠅身上找到相關的版本，人類控制壽命和老化的基因也和果蠅的相同，但是果蠅的生命很短，在幾個月內便能夠完成從出生到死亡的實驗。

李光輔（Kwang-Pum Lee）在一九九九年毛遂自薦到我們的實驗室來的時候自稱鮑伯（Bob），當時他從韓國來信，希望能到我們在牛津大學的實驗室攻讀博士學位。他也寄了漂亮的手繪蝴蝶卡片，顯示出天生就適合研究昆蟲。在他讀博士班期間，他發現如果毛毛蟲受到了一種病毒感染後，對於食物的偏好會改變，導致相對於碳水化合物，牠們選擇蛋白質的比例會增加，而這的確就是毛毛蟲對抗病毒感染所需要的。光輔後來前往北英格蘭的蘭開斯特和另一位同事肯恩・威爾森（Ken Wilson）合作，繼續拓展這個題目。光輔在那裡的研究成功而且成果豐碩，但是他難以忍受當地陰霾的氣候，因此找到機會就跑到雪梨來加入我們的大規模果蠅實驗了。

我們設計了一個類似蝗蟲實驗的計畫，裡面有超過千隻果蠅，每隻都吃單一種實驗用食物，並且追蹤成蠅的生活狀況，直到死亡為止。因為對果蠅而言，脂質只占了熱量來源的一小部分，所以我們把焦點放在蛋白質和碳水化合物上。我們將兩者以不同的比例混合、每種比例再用水稀釋成四種濃度，混合成二十八種流質飲食。

這個實驗花了長達一年的刻苦工作才得以完成。處理上千隻果蠅並不容易，因為果蠅的大小和這個句子結尾的句點大小差不了多少。

果蠅的幼蟲（蛆）餵的是普通實驗室飼料，放在玻璃瓶中飼養。只需要幾天，蛆就發育完全、成蛹，破蛹後成為成蟲。剛破蛹的雌果蠅會和雄果蠅放在一起二十四小時好彼此交配，之後每隻雌果蠅會放到專屬的小玻璃瓶中，瓶子底部有一小片潮濕的紙，讓果蠅產卵。瓶蓋上接著一個小玻璃管，可容納百萬分之五公升的液體，裡面裝入了二十八種飲食配方中的一種。果蠅很快就學到那裡有食物，可以用吻管（proboscis）取食，這是功能如同嘴的海綿狀長管子。

每天吸管中會重新裝入新鮮食物，李光輔和實驗室中設計吸管系統的資深博士後研究員費歐娜．克利索爾德（Fiona Clissold）合作，測量每隻果蠅每天吸取了多少食物。他們也利用顯微鏡計算那些細小白卵的數量。最多只有幾個月，這些果蠅就會因為自然因素死亡。

在實驗最後，我們可以得知每隻果蠅每天的食量、壽命，以及產卵總數。

現在，假設把結果畫在座標圖上，而每隻果蠅攝取的蛋白質與碳水化合物以一個座標點來表示（如同第三章的蝗蟲結果圖），最後你會得到一張圖表，上面有一千個密集分布的點。接著拿出一千根長度不同的針，插在每個點上，針的長度代表果蠅的壽命：針越長，就表示那隻果蠅的壽命越長。最後得到的結果，是一座由千根不同長度的針所組成的森林、分布在不同的飲食配方位置上。

總的來說，這座針林般的立體地圖，會構築出所謂的「反應景觀」（response landscape）。景觀的形狀可以說明果蠅壽命和飲食之間的對應關係。如果所有的針長度都相同，那麼景觀應該是平坦宛如高原，代表飲食差異並沒有造成影響，果蠅的壽命都相同。但如果看起來像是山脈，在某些蛋白質／碳水化合物組合點上的針比較長，成為山峰，在有些組合點上的針比較短，形成谷地，那麼我們就可以知道昆蟲的飲食的確會影響壽命。

為了更容易看得明白，這座立體森林可以用製圖方式表示地形的同樣技巧轉換成平面圖：根據針的長度來為針頭著色，黑色是最長的針、灰色是中等長度的針，白色是最短的針，這樣就能把立體輪廓平面化——然後直接往下看，結果是壽命長的果蠅在黑點區域中，壽命比較短的果蠅分布在淡色區域中。

我們懷著忐忑的心情，把果蠅的食物攝取數據繪製成座標圖上一千個營養攝取的點。接下來，我們把果蠅的壽命和一生中產卵數量的資料也輸入到座標圖上。

這個座標圖首次在電腦螢幕上顯現出來的那一刻，是我們整個研究生涯中的戲劇性高峰。所有艱難的工作（花了整整一年啊！）在統計上都可能完全沒有意義；電腦所呈現出來的可能只是無趣的結果，或是缺乏決定性的結論。生物學研究就是這樣令人心碎：模式隱藏在雜訊之下看不出來，這類事太常發生了。也很有可能是我們問錯問題，或者我們的假說是錯誤的，又或是實驗過程中出現了未知的技術問題。

在這一天，我們知道了如果熱量限制這個傳統觀點是正確的，會發生什麼事：隨著食物總攝取量減少為正常攝食量的百分之六十，壽命將會增加——不論食物中蛋白質和碳水化合物的比例多少都一樣。

我們按下鍵盤，等待電腦把結果計算出來，繪製成彩色曲面圖和相關的統計表格。然後我們看到了結果，模式在圖表上浮現，顯示的結論從根本上與傳統想法完全不同。

壽命長短基本上和攝取的熱量總量無關，而是與蛋白質與碳水化合物的比例息息相關。

下一頁有那天電腦上面出現的圖表。

你看到圖中上方、飲食屬於低蛋白質和高碳水化合物的那一片黑色長壽區域，隨著蛋白質攝取量增加、碳水化合物攝取量減少而顏色逐漸變淡嗎？這代表隨著飲食中蛋白質的比例增加，果蠅壽命變得越來越短。在高蛋白質、低碳水化合物飲食下，死亡速度最快。

那麼，對生殖的影響呢？你可以看看右邊那張圖表：果蠅如果攝取了高於讓牠們活得最久的蛋白質含量，產下的卵最多。飲食中蛋白質與碳水化合物比例為一比十六的，壽命最長，但是一比四的果蠅產的卵最多。但就算是有利於生殖，蛋白質太多也不好，超過一比四之後，會讓產卵數量下降。

蛋白質的影響程度很清楚就可以看得出來：吃少一點就能夠活得比較久，但是不會產

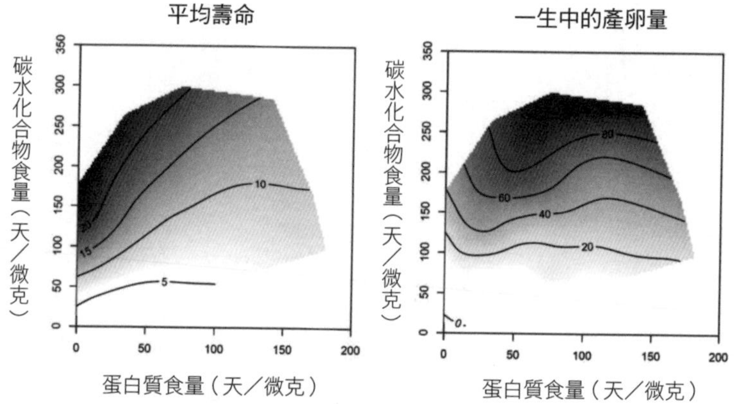

在二十八種不同蛋白質與碳水化合物含量飲食下，果蠅壽命（天）與產卵數量的反應圖。

＊微克：μg，一微克等於百萬分之一克

下許多後代。吃多一點將會產下許多後代，但是沒能活得那麼久。如果吃太多，既活不久也無法產下大量後代。如果你是果蠅，結果便是如此。

我們的結果清楚顯示出壽命和生殖的確彼此互為代價。以前的想法是，這兩者競爭的是同樣的能量來源與儲備，或是生殖本身造成損傷，才使得壽命減短。但實則不然，生殖和壽命基本上對於營養的需求就是不同。選擇某類飲食會有許多後代，選擇另一類則會使死亡晚點降臨。同一種飲食無法達到兩種目的。賓果！

從那時起，我們和世界各地的同事重複了類似於李光輔的果蠅實驗，既採用了果蠅也用了其他各種昆蟲（蟋蟀、甲蟲、螞蟻等），都得到相同的結果。另一個發現是，在一種飲食中如果要長壽、同時又把產卵數量提到最高，就要調整飲食蛋白質中的胺基酸比例。但是在大自然中，絕大多數的狀況是：要不讓牠們活得久，要不產下大量的卵，兩者無法兼得。

但是如果果蠅可以自行選擇，會挑哪一種飲食呢？為了回答這個問題，我們進行了另一個實驗，看果蠅會選擇產卵還是長壽。在實驗中，我們讓果蠅選擇高碳水化合物（長壽）或是高蛋白（多卵）的飲食。牠們的選擇和你（或我們）處於相同狀況時幾乎會做的選擇相反：果蠅選擇了能讓產卵數量提到最高的蛋白質與碳水化合物比例，而不是選擇長壽。

在人類中，這種飲食方法就好比讓你生下十五個小孩但是只能活到四十歲。大約在兩百年之前，人類的確過的就是這樣的生活，要記得，當時許多小孩在五歲前就會夭折。現今看來，這種選擇並沒有很划算，至少我們不這麼認為。

但是對果蠅（以及可能人類以外的所有動物）來說，比起自己能夠活的時間長短，牠們更在意自己的基因能夠流傳的數量。這種狀況完全符合達爾文演化論的預期：所謂成功，就是把自己的基因流傳下去。

我們的果蠅老化論文在二〇〇八年發表時，引起了不小的騷動。研究熱量限制的科學界同仁所抱持的理論被我們顛覆了，他們馬上指出果蠅並不是哺乳動物，遑論人類。當然這點他們是正確的，我們的研究並沒有顯示出哺乳動物是否只對熱量有反應，或是如同果蠅那般對巨量營養素的均衡有反應。我們的研究也沒有呈現出哺乳動物吃太多蛋白質得付出代價，無論是影響壽命長短或是後代數量。我們的論文投稿之後，需要經過同儕審查才能夠發表，一位匿名的審稿者對此表示懷疑：

這篇論文初稿的結論勾勒出一種新的方向，可以利用飲食限制來研究壽命短暫的無脊椎動物。但是我不太能相信能夠應用到齧齒動物身上。

除了接受這個挑戰之外，我們別無選擇，只能著手研究比果蠅更類似於人類的動物。

第7章　重點回顧

1 為了了解吃太多蛋白質是否要付出代價，我們研究了果蠅吃不同比例巨量營養素對於壽命的影響。

2 活得最久和產最多卵，所需要的飲食各不相同。活最久的果蠅吃低蛋白／高碳水飲食，高蛋白／低碳水飲食則讓果蠅短命。採用高蛋白／低碳水飲食的果蠅產卵最多，但是這時蛋白質的比例不能過高。

3 在如哺乳類動物這樣比較複雜的動物身上，結果會是如何？

CHAPTER

8

繪製營養圖譜

Mapping Nutrition

研究昆蟲讓我們知道如何把飲食成分的影響繪製成圖形。在果蠅實驗中，我們把飲食組成對壽命和生殖的影響繪製成圖譜。這個果蠅實驗也引發了迷人的展望：營養幾何學有可能描繪出健康的所有面向嗎？換句話說，有可能利用這種方式來達成適當的均衡營養，以滿足各種目標嗎——例如減輕體重、增長壽命、提高生育、對抗感染等等？

可能會有用。為了回答這個問題，我們得去做果蠅老化論文審查者認為難以執行的實驗：針對與人類類似的動物進行大規模研究。

我們希望果蠅實驗所得到的結果仍能推動超大型的小鼠試驗。我們在雪梨大學的好友兼同事、老年醫學學者李．考特加入了研究團隊。我們還把年輕的生物

CHAPTER 8——繪製營養圖譜
Mapping Nutrition

學家莎曼莎．梭倫－比爾特（Samantha Solon-Biet）找來，以這個實驗當作她的博士研究。她在雪梨大學跟著史蒂夫從事魚類飲食行為研究（剛好魚也是很有營養智慧的一群動物），以此作為大學畢業論文，很熟悉營養幾何學。

我們著手準備，設計了二十五種巨量營養素和纖維素含量不同的飲食，用到百隻實驗小鼠，每隻固定吃其中一種，直到小鼠死亡，看能否繪製出營養比例差異所造成的結果。小鼠不像果蠅而較類似於人類，吃的脂質較多，所以飲食中除了蛋白質與碳水化合物含量不同之外，脂質的比例也要納入調整，這會讓實驗的規模與複雜度都提高數倍，測量各種飲食混合也更為麻煩。

果蠅最長活幾個月，但是小鼠可以活上數年，他們的體重是果蠅的十萬倍。果蠅實驗中只需要用到幾公升的流質食物，便可以養活千隻果蠅，不到一年即可完成實驗。小鼠實驗中光是飼料就要有六公噸，得花五年才能夠完成。我們還需要一個完整的專家團隊，分析取得的樣本，協助詮釋結果，這件工作到目前還在進行，經費需要百萬美元。

小鼠需要社交互動，因此我們在二〇〇九年開始，把剛斷奶的同性別小鼠以三隻為一群養在一起。無法性交會讓小鼠沮喪，但是把不同性別的小鼠混養只會讓事情變得複雜，到時候會有一大堆小鼠寶寶誕生。我們把小鼠養在籠子中，用金屬送料口把顆粒狀的某一種實驗食物送進籠中，直到數年後小鼠自然死亡；或是在小鼠十五個月大時（相當於中年晚期）以人道方式安樂死，這樣才能夠了解牠們生理的各個面向，並採集組織保存，以便進行生化分析。

那些「篩檢樣本」的日子是浩大工程。專業人員會集結組成生產線，每人執行一項工作。首先，讓每隻小鼠安樂死（這個過程的進行方式有嚴格的規則，由大學動物倫理委員會所制定，該委員會由非專業人士、獸醫及專業科學家組成），接著掃描、計算身體組成（脂肪和瘦組織的份量），切取肌肉組織以馬上進行粒線體功能分析，身體其他部分則沿著生產線前進，進行器官摘取。每個器官和組織都進行處理以便儲存：不是放在液態氮中快速冷凍，就是用化合物固定，以便後續的生化分析或顯微鏡分析。從這些寶貴的樣本得到的一些重大成果有些已經發表，還有些尚待發現。

之後，要花費數千個小時研究。不同組織與器官中的基因表現模式會記錄下來，血液中數百種化學物質的濃度也會詳細測量出來，數量龐大的腸道微生物也會收集保存。除此之外，免疫標記和與營養相關的生化代謝途徑活性會被記錄下來，組織中的細胞組成會進行定量分析和其他許多分析。由此得到的大量資料，還要再花數百個小時整理與分析。

到最後，所有沒有安樂死的小鼠全都因為自然因素死亡，其中有一隻活了超過四年，是一般小鼠壽命的兩倍，堪稱「鼠瑞」。

這個實驗從頭到尾花了五年。你可以想像這次我們又坐在螢幕前面、等待電腦把統計資料轉換成彩色圖形結果時的心理狀態了，每個人都屏息以待。

小鼠會像果蠅那樣，在高碳水化合物／低蛋白質的飲食下具有最長的壽命嗎？我們的假設是如此，但假設的存在就是為了受到檢驗。鼠瑞是吃高碳水化合物／低蛋白質飲食，或牠只是個異端個體？在生物學中，生物經常出現例外，這些例外是演化的原始材料。但是在研究中，如果過度重視那些特別的少數個體，風險是很可能會錯過隱藏在結果中的真實模式，另一個風險反而是找到了你想要發現的結果——等同於把雲的形狀看成是聖母像。因此，我們需要統計學：在混亂和變化多端的結果中，找出隱藏其中的模式（如果有的話）。

螢幕上出現了壽命圖——那真是太漂亮了。它看來和果蠅的反應圖非常相像，統計的結果毫不含糊，第一一六頁有那張圖。

圖中黑色區域的意義是指吃高碳水化合物／低蛋白質飲食的小鼠確實活得比較久，有趣的地方就如同我們在果蠅的情況上所見，不是只有蛋白質重要，低蛋白質含量必須和高碳水化合物含量配合，才能夠把壽命延到最長。這個結果用在人類身上，就是要少吃肉、魚、蛋，並且要多吃健康的碳水化合物，例如低熱量的蔬菜、水果、豆類與全穀物。我們也發現到高脂質／低蛋白質飲食在延長壽命這件事上並沒有高碳水化合物／低蛋白質飲食的效果。前者相當於少吃肉、魚、蛋而多吃油脂含量高的食物，例如奶油、蔬菜油或油炸食物。還有一個和果蠅實驗相同的結果：壽命最短的小鼠吃的是低碳水化合物／高蛋白質飲食。看看圖中顏色最淡的區域，碳水化合物攝取低於平均的小鼠活不久，實驗中的果蠅也是如此。

那麼在生殖方面呢？高蛋白質飲食的確有利。高蛋白質飲食讓雄性小鼠的睪丸比較大（有助於縱慾雜交），雌性小鼠的子宮比較大（能容納更多胚胎）。在最後的分析中，活得久和生殖能力強完全需要不同的飲食。

在小鼠實驗中，我們不只重現了在果蠅實驗中見到的結果，還有其他新發現。由於我們收集與分析了所有想得到的小鼠樣本與資料，我們現在擁有了可以

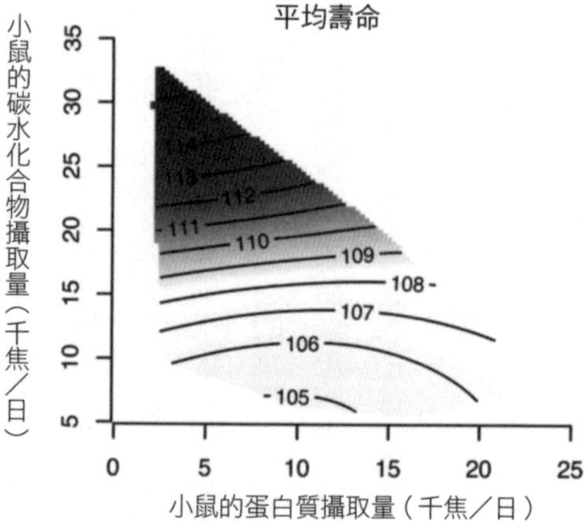

吃不同蛋白質與碳水化合物份量的小鼠壽命（以星期計）分布圖。圖中沒有脂質的份量，因為蛋白質和碳水化合物的比例影響最大。

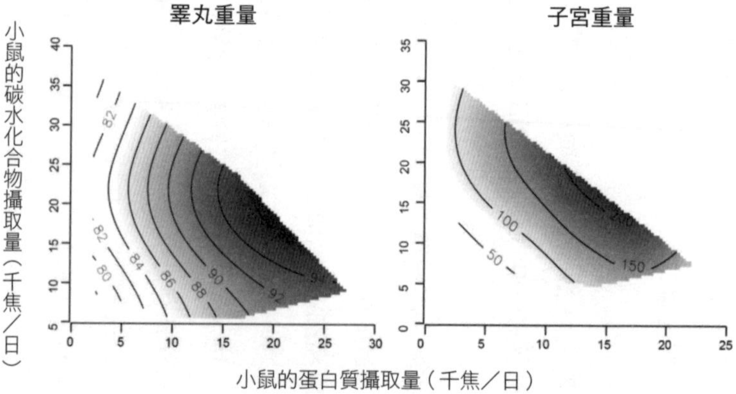

吃不同蛋白質與碳水化合物份量的小鼠生殖器官（以毫克計）大小也不同，這裡圖中也沒有脂質的份量。

研究下一個問題的數據：為何吃高碳水化合物／低蛋白質飲食的小鼠比吃低碳水化合物／高蛋白質飲食的小鼠活得長？吃太多蛋白質究竟會有什麼問題？

你可能聽說過端粒（telomere）這個詞。由於端粒和延長壽命與減緩老化有關，近年來一直很有名，廣受矚目。

端粒位於染色體末端，在細胞分裂複製時能避免這些至關重要的染色體散開來。它們可以比喻成鞋帶末端的塑膠圈，能夠避免鞋帶末端散開，但是事實上端粒的構造更為複雜，能夠維持染色體的功能與完整。隨著我們年紀增加、細胞消耗掉並複製新細胞來補充，端粒會越來越短，到最後染色體會鬆開來，而細胞分裂的過程中會發生錯誤。長久下來，這些錯誤累積得越來越多，使得各個組織與器官逐漸老化。

我們可以根據壽命圖譜預測一些事情。如果這個對飲食反應的模式，來自於老化相關的生物機制差異，那麼，端粒長度變化的圖譜模式應該類似於小鼠壽命的圖譜。

真的嗎？看看下一頁端粒長度的圖譜。

眼熟嗎？如果你把這張圖和之前壽命的那張圖比對，就會發現兩者非常相似。高碳水化合物／低蛋白質飲食的小鼠端粒比較長，壽命也比較長。低碳水化合物／高蛋白質飲食的小鼠端粒比較短，壽命也比較短。很好，這證明了大眾對端粒的看法是正確的（越長越好），以及我們對高碳水化合物／低蛋白質飲食能讓壽命延長的預期是正確的。

我們繼續計算巨量營養素均衡和其他老化指標的關聯，包括了免疫功能、重要營養訊

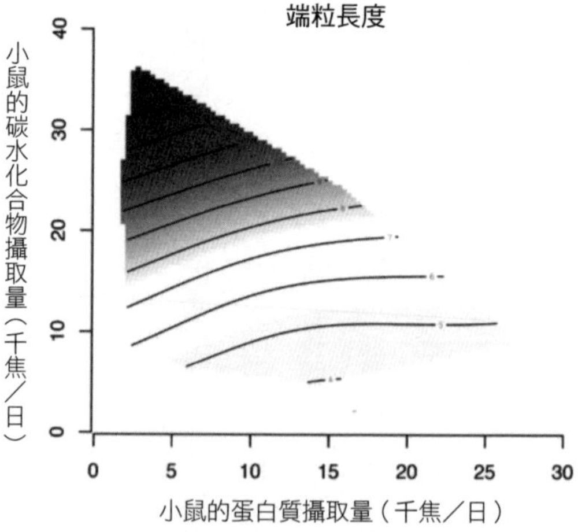

不同碳水化合物與蛋白質比例飲食下，小鼠的肝細胞端粒長度（千個鹼基）。
資料提供：博士生拉胡爾・戈肯（Rahul okarn）

息傳遞途徑的活動、粒線體功能等等，全都符合。這代表我們有可能利用飲食調快或調慢老化的基本生物機制。

這可是件大事。

為了了解來龍去脈，我們要比較仔細介紹一下老化的機制。

在人類（或是小鼠、果蠅，甚至酵母菌）的生理機制核心，是兩個相反的生物化學途徑。所有的動物中，這兩條途徑彼此協調，展現出生命中兩種相當不同的面相。其中一個途徑我們可以稱之為「壽命途徑」（longevity pathway），比較沒有那麼簡潔的說法是：「坐等有利時機來臨的途徑」；另一個是「生長繁殖途徑」，也就是「不理會後果抓緊時機幹下去的途徑」。

重點在於，這兩個系統會彼此抑制。一個主導，另一個就退卻，反之依然。食物和營養缺乏之時，長壽途徑會啟動，生長繁殖途徑就關閉。細胞和DNA修復與維持系統活動起來，好讓動物保持狀態良好，靜待環境發生變化、食物增加，這樣才能完成演化賦予的目標：繁殖。這種先蹲後跳的狀況可能會持續很久，環境可能都不會有變化，需要啟動生長繁殖系統的營養依然很少，那麼動物就會活得很久，而一直都沒有後代。

不過，食物豐富且有充分蛋白質的時候，長壽途徑會關閉，生長繁殖途徑會啟動。在這個狀況下，身體會開始打造新的組織，但與此同時，保護和修復DNA、細胞及組織，使其免於損壞的系統也會關閉。細胞在合成重要蛋白質時開始產生錯誤，摺疊錯誤的蛋白質和其他細胞垃圾會累積，細胞分裂時錯誤的頻率也增加了，只要活著，這種狀況就無法避免，就像是你無法避免呼吸。到頭來，罹患癌症和其他疾病的風險增加，可能讓動物的壽命簡短。但是從演化的角度來看，只要動物能夠生長並繁殖，這種代價就是可以接受的。

我們的小鼠研究所發現的是，首度有證據顯示出高碳水化合物／低蛋白質飲食能夠啟動長壽途徑。

這讓我們回想到之前提到的熱量限制。我們現在用果蠅和小鼠實驗指出，減少四成熱量攝取之所以能夠延長壽命，不是因為吃下的熱量份量不同，更重要的是巨量營養素的比例，而且在沒有限制熱量攝取的狀況下它們依然會發揮作用。不過，在我們的果蠅與小鼠實驗中，給予的食物份量沒有限制，不管在什麼時間點，牠們想吃多少就吃多少，只有所分配的食物本身是特別的。這跟傳統的限制小鼠熱量實驗不同，在傳統實驗裡，給小鼠的各種食物份量全部都會減少，而且一次給一天份量，小鼠會早早花一兩個小時吃完，隔天之前啥都沒得吃。在這種狀況下，正如現在世界上數個研究團體的發現，是那一段沒有熱量攝取的時間——相當於**挨餓**——啟動了長壽系統。

因此啟動小鼠長壽系統的，有可能是高碳水化合物／低蛋白質飲食（不過並不需要限制總熱量攝取），或是飢餓，又或是兩者的結合。

我們繼續研究從小鼠實驗得到的資料，發現飲食除了和老化的生物機制有關之外，也和其他許多我們之前測量的健康面向有關，包括了葡萄糖耐受性（glucose tolerance）與胰島素濃度（這兩個是人類第二型糖尿病的指標）、血壓、膽固醇和發炎指標。你會注意到，醫生進行檢查時也全會用到這些指標。

再一次，我們發現飲食和這些指標也有明確關聯，請看第一二二頁的圖。

舉例來說，在高碳水化合物／低蛋白質飲食的小鼠中，血糖濃度下降的速度快（這代表健康）、（有害的）低密度膽固醇（LDL cholesterol）最低。當飲食中的蛋白質增加、碳水化合物減少，圖中相對的區域顏色就變得越深，代表健康狀況不佳。

CHAPTER 8 ——繪製營養圖譜

一生吃高碳水化合物／低蛋白質飲食的小鼠，不僅活得最久，老化與晚年的健康指標也是最漂亮的。我們已經很清楚，有些指標對於人類想活得長壽健康有重要的意義。

但是其中有缺點，你可能已經知道是什麼了。

高碳水化合物／低蛋白質飲食的小鼠長得胖。

這是因為高碳水化合物／低蛋白質飲食的小鼠，攝取的總熱量要高於高蛋白質飲食的小鼠，道理出自於蛋白質槓桿效應也發生在小鼠身上，這點

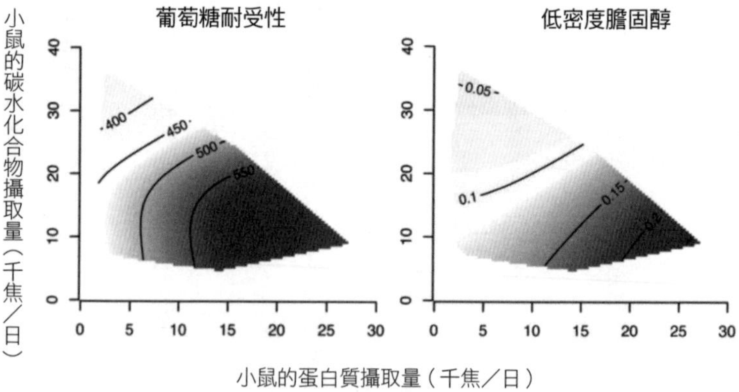

飲食中蛋白質及碳水化合物份量不同，使得小鼠的血糖濃度（AUC）和壞膽固醇（毫莫耳／升）也有差異。在這兩項指標中，比起深色區域（低碳水化合物／高蛋白質飲食），低數值（比較淡的區域，和高碳水化合物／低蛋白質飲食有關）的區域比較健康。

之前已經見識過了：如果飲食中含有高比例脂質或碳水化合物，就會吃得過量，以得到足夠的蛋白質，之後會發生的事情你都很清楚。這種影響在小鼠身上要比在人類身上輕微，但依然足以讓小鼠發胖。有個重點是，如果我們稍微用無法消化的纖維（也就不會轉換成熱量）摻雜在蛋白質中，而不是用富含熱量的脂質或碳水化合物，小鼠依然會吃得比較多，好得到足夠的蛋白質，並活得更久。只不過，並不會發胖。

但是我們的身體為何強迫我們以會發胖的方式進食？肥胖顯然對健康有害，不是嗎？

是，也不是。

我們把高碳水化合物／低蛋白質飲食的長壽健康胖小鼠，和高脂質／低蛋白質飲食的胖小鼠加以比較，就會看到重大差異：後者短命而且很不健康，這代表只要改變飲食中碳水化合物對應於脂質的比例，就能夠讓身體的肥胖是健康或不健康的。在這兩者中，小鼠為了要攝取蛋白質而吃得多，但是多吃脂質對健康的傷害大於多吃碳水化合物（至少在我們實驗中使用的碳水化合物主要為澱粉時是如此）。

因此，現在有個新問題：良性肥胖和不健康肥胖之間有何差別？我們和查爾斯．珀金斯中心（Charles Perkins Centre）的同事安德魯．福爾摩斯（Andrew Holmes）合作，在小鼠的結腸中發現到了線索。高碳水化合物／低蛋白質飲食的小鼠腸道中有比較健康的微生物群落，高脂質／低蛋白質飲食的小鼠則否。還有其他的差異，例如：肝臟分泌出的激素FGF21份量不同，在高碳水化合物／低蛋白質飲食的小鼠血液中，這種激素的濃度特別高。

後來發現，FGF21傳遞的訊息對蛋白質食慾的控制而言很重要，它能夠增加細胞對胰島素的敏感度，進而促進代謝健康，這代表身體只需要製造較少的胰島素，就可以讓細胞吸收血液中的葡萄糖。FGF21也能夠在飲食過量時，讓能量消耗增加。這兩個因子對人類和小鼠都很重要。在其他的一些實驗中，我們和美國路易斯安那州立大學潘寧頓研究所（Pennington Institute）的克里斯．莫里森（Chris Morrison）合作，研究顯示，FGF21的濃度增加時，小鼠特別會去選高蛋白質食物來吃。

這個結果促使我們回頭去找雪梨飲食試驗時，人類受試者所留下的血液樣本（見第六章），他們在那幾週內攝取了蛋白質只占百分之十（算低）的飲食時，血液中的FGF21濃度也大大提高了。這個科學領域進展得很快——就在我們寫這本書的時候，有幾篇重要的論文才剛發表，確認了FGF21就是之前沒有發現到的蛋白質食慾激素，同時它也介入了碳水化合物食慾的關閉。這很有可能是大突破。

從小鼠的研究結果看來，肥胖要比我們所想得複雜多了。單純維持瘦削身材，並不保證活得長久又健康。相反的，低碳水化合物／高蛋白質飲食的小鼠雖然瘦而且可以多生育，但是最短命。牠們到中年就死了，但是外表漂亮。這是因為低碳水化合物／高蛋白質飲食會強力推動和快速老化相關的途徑，關閉了細胞和DNA的修復與維持機制，促進老化、增加罹患癌症與其他慢性病的風險。

沒有兩全其美的方法，而且我們認為並不只有小鼠如此。畢竟，在涉及老化與代謝的過程上，人類和小鼠的基本生物學運作方式相同：之前描述的長壽系統和生長繁殖系統的競爭，在生化過程中的每個細節都一樣。

從小鼠實驗上，我們學到可以輕易操縱飲食以帶來不同的結果，好比撥轉盤，這裡加一點、那邊減一些。我們能夠讓小鼠肥胖（不論有沒有糖尿病），或是讓小鼠苗條，或是避免糖尿病且大幅延長壽命，或是增加肌肉並且減少體脂肪、避免或引發癌症、減緩或加速老化、促進或減少生殖、改變腸道微生物相、激發免疫系統等等，族繁不及備載。我們僅僅只是改變小鼠飲食中的蛋白質、脂質和碳水化合物份量，上述全部便皆可達成。結果可以由圖形清楚顯現出來，並且更容易提出讓小鼠健康的精確飲食份量。基本上，也能夠讓人類健康。

這些年來，我們一直進行著瘋狂的大型飲食實驗，一開始用蝗蟲，然後用果蠅，現在是小鼠，因此在科學界贏得了一點名聲。但不幸的，我們不可能對人類進行如此嚴格控制、從生到死的實驗（想想這也是理所當然的事）。但是藉助於來自研究果蠅和小鼠的新知識，我們轉而研究關於人類飲食和壽命長度的文獻，看裡面是否隱藏著有用的資料，是否有任何跡象顯示高碳水化合物╱低蛋白質飲食和人類健康長壽的生活有關。

碰巧有。事實上，地球上壽命最長的人類族群的飲食確實就是如此，那些人居住的地區被稱為「藍色寶地」（Blue Zone），這個流行名詞來自於丹・布特尼（Dan Beuttner）在二○○八年出版的書《藍色寶地：解開長壽真相，延續美好人生》（The *Blue Zones: Lessons for Living Longer from the People Who've Lived the Longest*）＊。那些族群也有其他和營養無關的共同特色，例如良好的社會連結，以及常活動身體的生活

食慾科學的祕密，蛋白質知道
Eat Like the Animals

形式。不過有趣的是，如果只從我們的實驗結果來看，從他們的飲食就可以推測出具備比較長的壽命。

日本沖繩島民可能是最著名的藍色寶地一族，當地的百歲人瑞比例是已開發國家的五倍。沖繩傳統飲食主要是番薯、葉菜類，很少的魚類和瘦肉，蛋白質只占了熱量中的百分之九（是在沒有食物短缺的人類族群中最少的），其餘百分之八十五是碳水化合物，脂質只占了百分之六。在我們的實驗中，讓小鼠最長壽的飲食比例恰恰好就是這樣。

傳統沖繩人基本上不知道什麼是肥胖，原因之一是他們飲食中含有大量纖維素，這點很重要。在飲食中有足量纖維素的狀況下，蛋白質槓桿對於攝取過多熱量的驅動力會受到限制。纖維素充實了胃部、減緩消化速度，並成為微生物相的食物，這些因素加在一起，減少了飢餓感。沖繩傳統飲食中主要的碳水化合物來源是番薯、蔬菜和其他水果，其中都含有大量纖維素。

* 全球目前有五個公認的藍色寶地：義大利薩丁尼亞島（Sardinia）、希臘伊卡里亞島（Ikaria）、哥斯大黎加尼科亞半島（Nicoya Peninsula）、美國加州的羅馬林達（Loma Linda）以及日本沖繩（Okinawa）。

可惜的是，現代沖繩人的飲食已經從傳統改為現代西方飲食，肥胖和糖尿病的比例都增加了。

最近發現另一個以現代人標準而言健康到不可思議的族群，是玻利維亞的齊曼內族（Tsimane），他們罹患心血管疾病比例是全世界最低的。該族群過著傳統的狩獵－採集生活，另外也從事刀耕火種的農業。他們的飲食熱量中，蛋白質占了百分之十四，碳水化合物占百分之七十二，脂質只有百分之十四。蛋白質主要來自於獵物和魚類，大部分的碳水化合物來自於米、大蕉、木薯和玉米，這些植物食物類似於沖繩人吃的番薯，含有大量纖維素。

這些現實的例子和我們基於果蠅與小鼠實驗所推測出來的論點相符，也帶出了一個重點。要了解特殊飲食對動物（包括人類）健康的影響，實驗是無可取代的工具，但那只是全貌的一部分。另一個部分也同樣重要——我們必須知道動物在實驗室之外的實際生活環境中面對的是哪些飲食，以及牠們在自然環境下對這些飲食有何反應。

為了了解後者的影響，我們得把實驗衣掛起來，到野外去。這樣我們才能夠了解人類飲食困境的基本面：遠離讓我們生物特性演化出來的營養世界之後，人類如何讓身體變得一團糟？

第8章　重點回顧

1 我們展開了大型的小鼠研究，檢測食物中的蛋白質、碳水化合物、脂質和纖維對小鼠壽命的影響。

2 高碳水化合物／低蛋白質飲食的小鼠中年和晚年時期最健康，壽命最長。低碳水化合物／高蛋白質飲食的小鼠的生殖潛能最高。這和果蠅的狀況相同。

3 低蛋白質飲食會啟動長壽途徑，保護DNA、細胞與組織，而在生長繁殖的過程中，DNA、細胞與組織註定會受到傷害。從酵母菌到人類都有長壽途徑。

4 調整飲食中的蛋白質、碳水化合物、脂質和纖維比例，我們就能夠在有或沒有引起胰島素抗性的狀況下，阻止或引起肥胖、增長或減短壽命、推動或削弱生殖、增加或減少肌肉量、改變腸道微生物相和免疫系統等。我們發現了新的方式，藉由改變飲食而達到許多目的。

CHAPTER

9

食物環境
Food Environments

諾貝爾物理獎得主里昂・李德曼（Leon Lederman）曾說：「在密集從事實驗室工作時，會全神貫注，外面的世界似乎都消失了。」我們在研究蝗蟲、蟑螂、果蠅、小鼠和其他動物時正是處於這樣的體驗裡，並從中得到了一些關於肥胖與壽命的基本事實。

但是對我們生物學家而言，有一個重要的差異之處：外面的世界從來都不該在心中消失，因為我們所研究的物種是在外面的世界中演化，並在正常狀況下生活於野外。要了解我們在實驗室從生物身上觀察到的各種現象，牠們原先所處的自然環境是關鍵，這對動物來說非常重要。如果我們由於人為干預而打破了生物特性與環境之間的古老連結，就可能提出錯誤的解讀。

因為這個原因，大衛在一九八九年前往亞利桑那州的沙漠，那是我們坐在史蒂夫的實驗室電腦前、分析大型蝗蟲實驗結果的前兩年。他去那兒的目的是為了查驗蝗蟲在自然沙漠環境中的行為。

> 天氣越來越熱，我（大衛）陷入自己造成的麻煩當中。
>
> 我這幾天還有今天早上，都在追蹤一隻蝗蟲，這是一個精細的工作：如果我太靠近，會嚇到牠，但是離太遠會跟丟。所以我全神貫注，不過也得警戒會有響尾蛇、鳥蛛、蠍子和其他危險的動物生活在這片乾枯的土地上。
>
> 在專注了幾個小時之後，我的注意力開始渙散。天氣越來越熱，我的嘴唇都裂了，鼻腔和喉嚨中沾滿灰塵，同時感到口渴。
>
> 然後我發現我把裝有水和食物的背包留在一處灌木叢下，今天早上快要日出之前我在那裡發現了蝗蟲。現在陷入兩難。如果我回去拿背包，就會跟丟蝗蟲。如果我跟著蝗蟲，就沒有吃的喝的。
>
> 我決定跟著蝗蟲。

要了解我為何會陷入這樣的困境，以及我為何沒有做出合理的決定、回去拿食物和飲水，就需要知道史蒂夫和我建立如此長久合作關係的原因。在合作關係中，我們兩人各自貢獻不同的技術和經驗，但在理解生物學和營養學的方式上，我們也有許多共通之處。

其中一個共通之處是我們各自從自身經驗了解到，許多狀況下，希望看到的結果其實並不符合真實的結果。我們都了解，雖然現代的科學儀器與方法功能強大，但是有些關於動物的知識只能夠以辛苦的方式才能夠得到，也就是連續花上幾個小時甚至幾天，直接觀察牠們並把行為記錄下來。

我們在實驗室研究蝗蟲飲食時就面臨了這種讓人不便的事實。在如同第一章所描述的實驗中，我們通常會飼養大約四十隻蝗蟲，每隻單獨養在透明的小塑膠盒裡，裡面只有一些必需品：食物、水、還有在進食之間用來休息的地方。有個計時器設定好每六十秒就會響一次，這時要開始記錄每隻蝗蟲的活動，從第一隻到第四十隻，通常輪班記錄的人在下次計時器聲音響起之前，只有十秒鐘能夠「休息」。這樣的循環是每分鐘、每小時都在重複，一天會持續十二個小時，甚至更長時間，有時一天二十四小時都要記錄，連續記錄好幾天。這種工作會把人累垮，只有好心的夥伴、朋友和同事來暫時頂替時，我們才能夠從這馬拉松式的輪班中稍作休息，解決自己的生物需求。

我們的研究結果指出，蝗蟲的飲食非常規律，牠們吃、喝與休息都有規律的模式，有點像人類每天吃三餐。不過這種模式的確切細節會隨情況而改變（包括食物的種類），而且通常可以預期。

但是有個問題，就如同其他許多同事馬上就提醒我們的：很有可能那些實驗只證明了，在實驗室的人為規律環境中，蝗蟲的行為因為人為限制而變得規律。在野外，便有可能會有一些不同的行為出現。為了查出這一點，我們必須離開實驗室，前往動物演化與生活的環境中看看牠們的飲食是否也一樣規律，那兒的天然食物環境要複雜多了。

「食物環境」（food environment）是一個重要的概念，貫穿接下來的章節。它代表了在一個環境中所有會影響營養的因素：自然狀況、食物種類、食物份量、能否取得，以及影響動物在有食物時進食能力的因子。對於在野外的動物來說，那些因子可能包括了被掠食者吞下肚的風險、與其他動物的競爭，甚至還有溫度這樣的非生物因素。

我們的艱難任務是找到一種蝗蟲，能夠在野外密切的追蹤，長時間不中斷的記錄牠的行為，好和我們在實驗室食物環境下所進行的艱鉅實驗結果加以比較。

此事並不簡單，難處之一在於蝗蟲很小，在充滿植物的環境中可以偽裝得很好——牠們就是演化來讓人看「不」見的，更別提由比牠們大幾千倍的大型靈長類動物來追蹤牠們會有多困難了。另一個難處在於這種蝗蟲受到威脅時的反應不是完全不動，就是馬上跳開飛走。第三個難處是要認出所追蹤的那個個體。就算你一直看著那隻蝗蟲，牠沒有不動、也沒有逃走，但是如果牠從一群蝗蟲中離開了我們的視線，無論不見的時間有多短暫，你要怎麼才能夠重新認出是哪一隻呢？

看來希望渺茫。

但是有個剛好符合我們需求的機會來了。我們從同事亞利桑那大學土桑分校的教授麗茲‧伯內斯（Liz Bernays）那裡得知，有一種叫做 *Taeniopoda eques*＊ 的蝗蟲，俗名是「笨馬蝗蟲」（horse lubber），那個「笨」滿符合需求的，因為通常代表了「愚笨」、「笨重」，完全不是野外中那種小型、害羞、有偽裝體色的蝗蟲。而笨馬蝗蟲名副其實，不但是體型最大、速度最慢、神經最大條的蝗蟲，黑色身體

＊ 譯註：原文拼字有誤。

CHAPTER 9 ——食物環境

上還有明亮的黃色條紋。除此之外，雄性很少飛行，雌性則是不會飛行。

這種動物是演化來要讓自己「顯眼」而非容易躲藏起來，對於自己的強悍充滿自信，並且要招搖出來。那是有原因的：牠們體內儲藏了一堆有毒性的化合物。之所以演化出鮮豔的顏色和充滿自信的移動速度，是為了表明：「別來惹我。」這種表現方式稱為「警戒作用」（aposematism），通常見於有毒的生物。如果遇到了出自於堅持或無知、非要吃笨馬蝗蟲不可的掠食者，笨馬蝗蟲還有備案：張開翅膀、將翅膀下面鮮豔的紅色顯露出來。在這個最終警告之後，牠們會從呼吸孔（spiracle）噴出惡臭的有毒化合物。呼吸孔是位於身體兩側、排成一列的孔洞，用於呼吸。

我收好行李，前往亞利桑那沙漠。

我第一次花時間研究笨馬蝗蟲時，並沒有記錄任何資料，就只是在一旁觀察，了解我所要研究的動物，以及在沙漠中可能會遇到的麻煩。後來我發現，笨馬蝗蟲雖然符合我們的需求，但是還差了一點才臻至完美。牠們缺了名牌，這樣我在追蹤某一隻的時候才不會其他同種蝗蟲混淆。

我利用笨馬蝗蟲的另一個生物特性來解決這個問題。當夜晚降臨，牠們吃了一整天之後，會爬到灌木叢上大約人類肩膀的高度，找個地方好好待著過夜。日落之後，沙漠的熱氣很快便消散了，蝗蟲的體溫也隨之降低，低到牠們無法動彈，像是冰箱磁鐵黏在上面。這時我就可以抓一隻下來，用彩色麥克筆在身體上標記編號，然後當作啥事也沒發生那樣再放回去。早上日出前我回到那裡時，那隻蝗蟲還會在原來的位置，屢試不爽。只要牠的身體因為日出而暖和了，準備出發找食物，那時便可以開始追蹤了。

在沙漠中單獨一人持續追縱一隻蝗蟲十二小時，記錄牠的一舉一動，還要採集牠所吃的植物以便之後鑑定種類，需要很高的專注力。除此之外，不是完全有收穫就是完全沒收穫。我需要記錄每隻蝗蟲一整天所吃的東西，用來比對實驗得到的資料。每次成功的追蹤記錄都會成為一扇窺見未知的窗戶，讓我們得以一探野生蝗蟲的祕密世界。但是如果不是一天完整的資料，那麼當天在沙漠中連續數小時所承受的酷熱和危險便是白費心力。

因為以上種種原因，你就可以很容易的了解到我為何會寧願在酷熱的沙漠中追著蝗蟲跑，而不是回去拿我的食物和背包。我在這隻蝗蟲身上做了記號，由這個記號命名她為「兩點紅」。為了追蹤她，我已經準備好要口渴挨餓。

連續兩年，我從牛津前往亞利桑那，總共收集到十二隻蝗蟲全天進食的完整資料。結果很值得，得到的資料讓我們能夠把實驗室的研究結果和動物在野生食物環境中的表現連結起來，以下就是。

分析笨馬蝗蟲在野外（亦即讓牠們演化至此的天然食物系統）的飲食後，我們發現了非常規律的模式，一如我們在實驗室簡化的飲食系統中所觀察到的那般。同時，當食物環境改變，牠們飲食模式改變的細節也和我們在實驗室所觀察到的結果相同。

在此有一個例子，是陽光強烈的程度。有幾天我在追蹤蝗蟲時，陽光強烈、天氣炎熱，其他時候則多雲天陰。在陽光燦爛的日子，到了中午，所有蝗蟲都會爬到樹上陰涼的地方休息好幾個小時，無一例外，通常要到下午三點才會繼續進食。但是在天氣陰涼的時候，蝗蟲中午不會休息，一整天都在吃。

當我仔細研究陽光對於蝗蟲進食的影響，模式於焉浮現。雖然在陰天時蝗蟲不需要被迫躲避烈日，能夠進食的時間增加了，但實際上進食的時間卻和晴天相同。陰涼日子中多出來的時間，牠們會到更遠的地方覓食，同時對食物也更為挑剔，所吃的食物種類也要比晴天時來得多。

蝗蟲和其他動物在野外時為何可能會變得比較挑食？在此同時，許多科學家相信主要原因是為了避免吃下太多有毒化合物，植物會製造各種有毒化合物以保護自己。不過，我們在實驗室中的研究指出另一個可能性：動物只是想要保持飲食中的營養均衡。但是直到數年之後，我們才有機會檢驗這個想法。

這次的檢測沒有用到昆蟲，而是猴子。

二〇〇七年九月，我得到教授休假，到雪梨拜訪了史蒂夫，同時我們也在分析第七章中提到的果蠅實驗資料。位於坎培拉的澳洲國立大學研究生安妮卡·費爾頓（Annika Felton）找上了我們。

安妮卡之前在波利維亞的叢林中進行博士論文研究。她收集到瀕危蜘蛛猴的飲食資料，想知道我們是否願意幫忙分析與詮釋她費盡千辛萬苦才得到的大量飲食與食物化學成分的資料。我們的興趣油然而生。靈長類動物很適合用來檢測在自然野生狀態下的營養調節。

我們在實驗室中的研究已經指出有一種靈長類動物（人類）會調節營養攝

取，對於蛋白質的需求特別強烈。一如在第六章中所描述的，其背後的生物原理是蛋白質槓桿，我們相信這項發現對於人類健康而言具有重大的意義，也很想知道這種特性的起源與功能：其他靈長類動物也具備這種特性嗎？這種特性是為了什麼原因而演化出來的？知道原因之後有助於靈長類動物的保育嗎？

我們同樣知道，和其他動物相比，收集靈長類這方面的資料以檢驗在無干擾自然食物系統中的營養調節，會比較容易一些。靈長類動物和大部分野生動物不同，能夠經由學習去無視不會造成威脅的人類旁觀者。這個過程稱為「習慣化」（habituation），熟練的觀察者因此可以非常接近研究目標、記錄行為，其詳細的程度逼近我們在實驗室中對昆蟲的觀察。

安妮卡的成果非凡。她追蹤了個別的猴子，從清晨到黃昏，記錄每隻猴子吃的每種食物，就像我在亞利桑那州的沙漠中追蹤笨馬蝗蟲那樣，此外她還記錄了每餐每種食物的份量——舉例來說，種類X的無花果吃了十個小型的和五個中型的，加上種類Y的葉片吃了六片小型的和四片大型的——她會把這些食物樣本都收集起來，帶回實驗室進行化學分析。檢驗野生靈長類動物的營養調節所需要做的工作她全都做了。我們後來才知道，安妮卡經歷了許多艱難險阻，才得到她交給我們的資料。

二〇〇三年，安妮卡和她的伴侶亞當（Adam）都充滿熱血，致力於保護森林，他們以野生動物保育協會（Wildlife Conservation Society）義工的身分前往波利維亞，遠赴波利維亞西北部位於亞馬遜流域內的馬迪迪國家公園（Madidi National Park），他們所屬的研究小組發現了一種新的猴子。那種事情非常罕見，也極少人親身體驗，但是如果真有可能發生，很可能就發生在馬迪迪，那是世界上最大的陸地保留區之一，生物多樣性也是最高的，所以後續發生的事情全都更加值得一提。

為新發現的物種命名是很有趣的。有時，科學家用自己的名字為新發現的物種命名，更常見的是選一個能夠反映該物種特徵或是棲地的名字。家蠅（*Musca domestica*）就是這樣，*Musca*代表這種蒼蠅的屬，*domestica*指的是這種蒼蠅習慣居住在人類的房子裡。還有一些物種的命名是用來紀念其他人。舉例來說，二〇〇九年，西澳博物館（Western Australian Museum）的科學家命名了十六個新物種，其中有十一個的種小名為*darwinii*（達爾文），有一種水母命名為*Phiallela zappa*，紀念搖滾怪傑弗蘭克・扎帕（Frank Zappa）。二〇〇五年，發現了三種會吃長在真菌上的黏菌的甲蟲，分別以喬治・布希（George W. Bush）、迪克・錢尼（Dick

Cheney）與唐諾・倫斯斐（Donald Rumsfeld）命名（這些科學家在政治立場上是保守派，用這些人的名字是出自於敬重）。

安妮卡所屬的團隊由鮑伯・華萊士（Bob Wallace）博士領導，他們決定採用不同的作法，把新種的命名權拿出來拍賣，最後這種猴子命名為*Plecturocebus aureipalatii*，後面那個字是「金色宮殿」的意思，來自於同名的線上賭場。取這個名字很貼切，因為那種猴子上額頭上有類似金冠的毛。那家賭場用六十五萬美元買下了命名權，這些錢全都用來幫助維護金殿猴居住的馬迪迪國家公園。

安妮卡後來對研究靈長類產生莫大的熱情，而這並不是因為那些和人類親緣關係相近的物種聰明又充滿魅力，也不是因為賣出命名權可以獲利。她是想要了解猴子在森林的生態經濟中扮演了怎樣複雜又重要的角色，以及對於維持自己棲息的森林有何貢獻。你可以想到，對保育來說，這種資訊是很重要的。

安妮卡選擇了波利維亞拉瓊塔（La Chonta）森林特許採伐區中一群瀕臨絕種的蜘蛛猴作為研究對象。她選擇的這片區域尚未受到人為干擾，但是屬於森林特許採伐區，將來這片區域中的林木會受到砍伐，因此現在急需了解那種蜘蛛猴需要依賴哪些樹木種類，以及需要的原因。安妮卡知道唯有這種方式，在森林砍伐時才能夠永續保護牠們。

說安妮卡選擇的樣區沒有受到人為干擾，還算是輕描淡寫了，當地沒有馬路、沒有小徑、沒有營地，甚至連地圖都還沒有畫出來。她的第一件工作是在一位熟知該處環境的在地居民及三位義工的幫助下，找到一群猴子。接著他們建立了基地，在森林中闢出一些小徑，供做研究時移動。

他們最先發現的猴群規模頗大，約有五十個成員，但是並不歡迎外來者。那些猴子應該都沒有見過人類，也不喜歡改變，因此非常生氣，會憤怒的揮舞與投擲樹枝，大吼大叫。但是研究團隊堅持不懈，持續六個月溫和低調的活動，猴群最後終於允許他們靠近了。

他們的耐心得到了回報。年輕的猴子會從樹上爬下來，用好奇的眼光打量原先陌生但後來習慣的人類。揮舞樹枝、丟東西和大吼大叫的情況越來越少，後來完全停止了。安妮卡和團隊人員最後能夠靠牠們靠得夠近，就像是同桌一起吃飯，因而能夠記錄他們的食物內容。

接下來發生了災難。安妮卡感染了登革熱，這是由蚊子傳染的一種病毒疾病，患者會有劇烈頭痛、肌肉和關節痛、極度疲勞、嘔吐腹瀉、身上出現紅疹、牙齦出血。即使在文明世界的庇護之下，感染了登革熱都已經夠糟了，何況是在連地圖上都沒有標明的偏遠森林。不久之後，安妮卡終於痊癒了，但是大自然再度發威，強烈的暴風雨侵襲森林，毀了營地，包括團隊的寶貴水箱。除了從頭再來一次之外，沒有其他選項。這次他們蓋了一個攔水壩，取代原先的水箱。

在登革熱和強烈暴風雨造成的陰影還沒有消退時，第三場災害降臨了，這次是強烈的森林火災。安妮卡不願意再重建營地，所以這次她認真起來，馬上就把營地周圍所有容易著火的灌木叢清除。在絕大部分的狀況下，這都是算是艱鉅的任務。但不僅如此，安妮卡有時會出現劇烈頭痛（她認為是登革熱的後遺症，或是長期抬頭觀察樹上的猴子所造成的），現在她開始覺得噁心反胃，毫無疑問是因為吸到了來自營地周圍的濃煙。最後她撐不下去，用無線電求救，救援剛好就在附近：一輛車子沿著剛開的道路進來，路兩旁都是火。

雖然從當時看來，這種狀況怎樣都稱不上好運，不過第三次危機很像是英國維多利亞時代詩人布朗寧（Elizabeth Barrett Browning）所說的：「眾所周知，第三次冒險會有好運。」在森林燒毀的期間，研究團隊前往鄰近的大城市聖克魯茲（Santa Cruz）重新整備。通常人們在玻利維亞叢林這類不舒適的環境中待久了，重返文明之後會像孩子般的開心：遇見新朋友、吃不同的食物，重享我們習以為常的舒適設備，像是電力和自來水之類的。

但是安妮卡並非如此，頭痛和噁心感揮之不去。她決定去檢查，才發現自己要感激大火把她從森林趕出來，回到舒適的地方受醫學檢驗。磁共振造影顯示了她的頭部有個核桃大小的腫瘤正在長大，宛若致死的寄生蟲。三天後，她便回去澳洲準備動手術。（後來情況不錯，她的手術成功了，並確定自己要從事研究。）

從剛抵達森林到因為火災逃出，中間間隔了十五個月。在這段期間，她不只經歷了一連串挑戰，也收集到了猴子三十八天完整的飲食資料。二〇〇七年，我們就坐在雪梨的辦公室一起研究這份資料。當時我們並不知道她經歷了多少苦難才收集到這些數據，但是馬上就看出了資料的價值。

為了要了解安妮卡的研究結果，我們得看一下猴子的飲食內容。牠們的飲食由數種類型的食物所組成，包括了成熟果實、未成熟果實、花朵、嫩葉和老葉，全都來自於不同的植物種類。在所有的食物中，牠們特別喜歡某種無花果的成熟果實，只要有就會吃。

安妮卡自然會想知道為什麼牠們那麼喜歡無花果，因此仔細研究其中成分。

一個可能的原因是其中含有某些在猴子的食物環境中所缺乏的營養素，就像是摩門螽斯為了寶貴的蛋白質而同類相食。不過對那些猴子而言，蛋白質不太可能是稀少的營養素，因為在牠們居住的森林中，到處都有植物嫩葉，其中含有豐富的蛋白質，在熱帶森林中不會短缺。看來脂質和碳水化合物比較可能是讓猴子著迷於無花果的原因。但是和其他猴子沒有那麼喜愛的果實相比，無花果的脂質和碳水化合物含量並沒有比較高。

接著安妮卡注意到有趣的事情。許多日子裡，並沒有牠們最喜歡的無花果，這些猴子便會去吃其他多種不同的食物，其中沒有一種所含的營養組成和無花果相同，但是全部加在一起之後就幾乎和牠們最愛的果實一樣了：相同的蛋白質、脂質和碳水化合物混合比例。

結論似乎必然如此：猴子喜歡那種無花果，是因為其中巨量營養素的組成比例最恰當。如果沒有那種無花果，猴子不知怎麼的也知道哪些食物組合起來能夠得到均衡的營養。這項研究以及其他許多關於靈長類動物的研究結果，都指出讓營養均衡的現象不只出現於實驗室研究中，野生的靈長類動物也是如此做的。安妮卡的發現也有重要的實際益處。猴子喜歡吃的那種無花果是波利維亞無花果

（*Ficus boliviana*），伐木業也喜歡這種樹木。新的研究將有助於玻利維亞的政府單位了解到保育這種樹木的重要性。

還有另一個問題——是我們最想要知道的問題——需要檢查安妮卡的資料才能夠得到結果：**如果最愛的無花果沒有了，其他食物組合起來也無法讓牠們最愛的巨量營養素達到均衡，猴子的應對方式是什麼？**在相同的狀況下，我們已經知道人類會持續進食，直到攝取了足夠的蛋白質為止，無論是在低蛋白質飲食中吃進過多脂質和碳水化合物，或在高蛋白質飲食中讓自己所攝取的脂質和碳水化合物不足（見第六章）。野生中的猴子也會這樣嗎？

結果再清楚不過：蜘蛛猴的表現和我們之前在實驗室看到的其他許多動物（以及人類）一樣，牠們攝取的蛋白質維持固定量，但允許飲食中脂質和碳水化合物這兩種巨量營養素的平衡出現變化。我們很高興，這是非人類靈長類動物中第一個和人類相同，具有蛋白質優先飲食模式的例子。

此事相當重要，因為它是野生動物具備人類營養調節模式的首例，但並不意味用這種方式維持飲食均衡的能力，是所有或其他某些靈長類都具備，或是其他動物也具備的。

現在，是時候把場景轉移到烏干達的森林了。我和朋友兼同事潔西卡．羅斯曼（Jessica Rothman）檢查了山地大猩猩的資料，她是靈長類營養生態學專家。那裡的每年中有四個月，富含碳水化合物的果實和高蛋白質的葉片很多，使得大猩猩能夠選擇偏好的飲食均衡狀態，其中蛋白質占了百分之十九。在其他的八個月裡，果實變得很少，因此牠們在被迫只好全吃葉片的狀態下，飲食中的蛋白質占了百分之三十一，比其他任何植食動物都來得高，相當於狗的飲食比例（見第五章）。

如果這些大猩猩和人類與蜘蛛猴相似，那麼，在沒有果實可吃的那八個月中，牠們會以固定的蛋白質攝取量為目標，因此攝取的脂質和碳水化合物就會比果實產季少。

但其實不然，牠們會多吃進蛋白質，以確保攝取到固定份量的高能量脂質和碳水化合物，這個結果非常有趣。我們現在知道了在野生環境中，不同的靈長類動物對飲食均衡的變化會有不同的反應。蜘蛛猴的反應類似人類，大猩猩則否。

大猩猩在這方面為什麼不同呢？可能的答案來自於我們在實驗室中對於昆蟲和其他動物的研究。我們注意到了反應如同大猩猩的，全部都是掠食者。大猩猩和掠食者的共通之處在於牠們的飲食中蛋白質所占比例非常高。掠食者吃肉，山地大猩猩在一年八個月中吃葉子，其中含有的蛋白質比例之高（百分之三十一），是一般人類飲食（百分之十五）的兩倍，是蜘蛛猴（百分之十）的三倍。

在飲食中蛋白質占比如此高的情況下，掠食者和大猩猩得面對相同的挑戰：得到足夠的脂質和碳水化合物，作為能量來源。就如同在第七章所描述的，如果辦不到，將會引起嚴重的問題，例如族群數量衰退。也因此，毫不意外，這兩類動物在調節攝取的巨量營養素時，最優先事項是得到足夠的脂質和碳水化合物，就算吃進太多蛋白質也在所不惜。

在比較了人類、蜘蛛猴與大猩猩之後，我們得到了一個重要的結論：就算是同一類群的動物（這裡的例子是靈長類動物），食慾也會因為食物環境的差異，演化成不同的模式。解開這個謎題的另一個資訊（還有更多其他資訊）在二〇一二年出現。那時，潔西卡和我受邀在美國奧瑞岡州波特蘭市舉辦的美國體質人類學學會（American Association of Physical Anthropologists）上發表論文。

我住在紐西蘭，之所以願意不遠萬里前去波特蘭，是因為潔西卡安排好了讓我和她的朋友兼同事艾琳·沃格（Erin Vogel）見面，討論合作計畫，好了解艾琳所研究的動物如何選擇營養，她研究的是婆羅洲的紅毛猩猩。

當時艾琳已經收集了大量資料，是她費時數年、對將近五十頭紅毛猩猩觀察了數千小時所獲得的，而且資料還在每天持續增加。或許，這是進一步了解自然食物環境中蛋白質扮演了何種角色的絕佳機會。

在婆羅洲，進行研究大不易。研究人員約在早上四點就要離開營區，摸黑進入森林。那裡的土地泥濘，行動時只能走在專門設置好的木板步道上。在我們抵達前不久，有人看到一條大隻的眼鏡王蛇在進入森林的第一條步道上爬行而過。還有一次，研究團隊在同一條步道上遇到了雲豹。

當我們靠著頭燈微小的光線在道路上前進時，絕大部分都知道要前往何處，因為往往前一天就已經在追蹤我們要找的紅毛猩猩了，當牠停止進食、築巢睡覺過夜時，我們便用GPS定出準確的位置。

隔天早上，我們會在那隻紅毛猩猩還沒睡醒前就抵達牠的窩巢，很像我在亞利桑那州研究笨馬蝗蟲的方式。我們把吊床的繩子繫在選好的樹上，其下是沼澤地，我們在黑暗中靜靜躺下，小心翼翼不吵醒睡在樹上的紅毛猩猩，等待牠們醒來。這是個珍貴的時刻：聆聽森林數十萬年來沒有改變過的甦醒之聲，看著漆黑的樹頂慢慢轉變成灰色，再轉成綠色，有時還有小雨輕輕降下。

在某個時間點，我們會聽到頭上的樹木傳來動靜，通常伴隨著從潮濕的樹葉抖落的大量水滴，這時我們便知道，一天的工作要開始了。但是，我們並不知道接下來會發生什麼狀況。有時，過了很長一段時間都沒有動靜，紅毛猩猩既不進食，也並未移動到他處。此時我們就趁機在吊床上休息、等待。有時，紅毛猩猩會進食，我們得完全集中精神，記錄牠的一舉一動，接下來，牠可能會決定要移動，通常是去找不同的食物來吃。

這時需要立即採取行動，我們馬上收拾好吊床，背包上肩，跟著牠跑。紅毛猩猩是在樹冠層上移動的專家，對於步道小徑沒有興趣，因此我們在地上追得特別辛苦。

有天在野外，我和艾琳的博士班學生紹辛・阿拉維（Shauhin Alavi）一起。沒有在森林追蹤紅毛猩猩時，他會去參加跆拳道比賽。那時我們兩人都是經驗豐富的老手了，但是仍遇到了一隻讓我們覺得棘手的紅毛猩猩。

一開始就像是平常的工作那般，我們選來追蹤的這頭紅毛猩猩朱妮（Juni）醒來了、吃了早餐，廝混了一下，然後四處移動，再隨便拿點東西來吃，但沒有遠離，就這樣持續了數小時。長久的等待之後，我餓了，當我拿出午餐就要開始吃的時候，紅毛猩猩移動了，看來是有目的的。我們匆匆忙忙把食物和吊床塞回背包，跟上前去，不久之後停在朱妮曾經住過的樹下。就在看來我們又要等上好一陣子，而我拿出午餐時，她又移動了。像這樣讓人沮喪的模式重複了好幾次，然後情況開始不妙。

大約在下午兩點半，她移動了，這次沒有停下，而且還移動到小徑之外的區域。我們只好跟上，穿過沼澤，跨過倒塌的樹木，在濃密的植物中行動，到處都有銳利的樹葉和尖刺。好幾次我陷入及膝的泥沼中，必須先把腳從靴子中拉出來，再從泥沼中拉出靴子。

超過兩個半小時之後，朱妮終於停下來，在同一個地點逗留徘徊。這時我們的手上有割傷、手臂有擦痕、襪子上覆滿泥巴，而現在天降大雨，穿透了雨衣，浸濕了皮膚。不過現在至少是她該休息築巢過夜的時間了，我們可以回到營地，拔掉黏在身上的水蛭、把身體弄乾、吃晚餐，準備隔天在森林中的工作。

但是我們沒有那麼幸運，她一直猶豫徘徊，看似要築巢，但才剛開始卻又放棄了，然後移動到其他地方另築一個巢。直到最後她終於安頓好時，森林已經暗到和我們剛來的時候一般漆黑。彷彿是在告訴我們，在婆羅洲的沼澤森林中追蹤紅毛猩猩是個巨大的挑戰，這是她對我們傳達的最後一個訊息，這份訊息如雷貫耳，我們心領神會。

這些辛苦都是值得的。我們把她進食的觀察結果轉換成攝取的營養成分，標定在地圖上，那些乍看之下隨意雜亂的飲食——一下子吃樹葉、一下子吃果實，停停走走之類的——全部都有了深刻的意義，尤其當這些資料結合了艾琳更大的資料庫（那是她連續花了數年追蹤幾十隻紅毛猩猩所得到的），意義就更為明顯。

不論我們在哪天收集到哪些資料——紅毛猩猩吃了多少果實樹葉、移動了多遠與去到哪些地方等，唯有一事不變：牠們每天都吃固定份量的蛋白質。而在數日、數週和數月之中，碳水化合物和脂質的攝取量則會有很大差異。但就算有所變化，這些變化也是有高度規律可循：當食物中有很多水果而蛋白質的占比低，攝取的碳水化合物和脂質份量就會增加；當食物中的水果少而含有大量樹葉，碳水化合物和脂質的攝取份量就會減少。

我們見識到了在猿類中同樣以蛋白質攝取為核心的飲食行為，並且深深懷疑這是人類肥胖流行的成因。紅毛猩猩是否能幫助我們更為了解人類這個物種？為了回答這個問題，我們需要知道紅毛猩猩攝取的碳水化合物和脂質是否和肥胖有關。牠們會儲存脂質，或只是讓脂質通過腸子而已？如果牠們會儲存，目的又是什麼？

現在你或許了解了，研究充滿各種挑戰，在野外從事研究更是艱鉅的任務。在不干擾野生紅毛猩猩的前提下測量牠們的體重和體脂肪，當然也不例外。不過靈長類學家已經有個超聰明的方法可以完成，他們是這樣做的。

記錄人員會帶著特殊的科學工具，那種工具和其他絕大多數的科學儀器不同，並不是由工程師設計製造的，而是田野生物學家親自打造完成。那種工具是一個末端開叉的長棍子，一個透明塑膠袋展開掛在末端開叉兩端。科學家在觀察的過程中，紅毛猩猩有的時候會停下來，接著從所在的樹枝上灑下澄澈金黃的尿液，這時科學家的反應要快，當然注意力也要集中，但是如果有經驗，就能夠接到純淨的尿液樣本，從灑出來到收集到塑膠袋的過程中只接觸到空氣。尿液會馬上分裝到小型無菌的塑膠容器中，之後在實驗室中分析其中的主要化學成分，看看紅毛猩猩在不同的生理狀態下，尿液中重要化合物的濃度變化。

尿液中有一種叫做C－胜肽（C-peptide）的物質能夠當作指標，表明細胞從血液中吸收葡萄糖並且以脂肪形式儲存起來的活動程度高低。在醫學上，這個指標用來評估胰臟中製造胰島素的功能，胰島素這種激素能夠刺激脂肪細胞從血液中吸收葡萄糖。另一種受到檢驗的化合物是酮類（ketone），是與C－胜肽相反的指標：它指出有多少脂肪從儲存狀態轉換為能量來源。人類在飢餓狀態或減重飲食時，酮類會增加，因為這時碳水化合物的攝取量減少，身體轉而燃燒脂肪。

這些化合物的資料道出了有趣的故事。當果實豐富、飲食中含有許多熱量，尿液中的C－胜肽濃度會增加，酮類的濃度下降，代表紅毛猩猩把大量的碳水化合物轉換成脂肪儲存起來。另一方面，當果實變得稀少，葉片飲食中含有大量蛋白質，酮類的濃度增加了，代表在這段期間，紅毛猩猩把儲存的脂肪當成能量來源。這個結果指出紅毛猩猩和人類一樣，飲食中攝取的熱量變化和體脂肪增減有關。

從紅毛猩猩所處的生態環境來看，這個模式是完全合理的。在婆羅洲的森林中，無法預期是否能夠找到果實。有時果實很多，有時稀少。紅毛猩猩因應這種不確定性的策略是有碳水化合物和脂質時就大量攝取，在稀少時則靠身體中的脂肪過活。在所有的時間中，牠們都用產量一直很豐富的葉片來確保足夠的蛋白質攝取量。

從亞利桑那沙漠中的蝗蟲，到蜘蛛猴、大猩猩和紅毛猩猩，在自然的食物環境中研究牠們採集過程所經歷的挑戰和驚險，最後都有所回報。首先，我們知道了在實驗室中簡單而高度規律的控制下所觀察到的營養調節方式，在野外採集食物時同樣也很重要。

除此之外，我們也要理解各種食慾如何在動物生活的食物環境中發揮作用，才能夠了解營養狀況。中午炎熱的天氣使得蝗蟲所吃的食物種類減少，但是份量沒有減少；山地大猩猩所居住的森林裡如果果實變少了，牠們就會多吃含有大量蛋白質的食物以得到足夠的碳水化合物和脂質；蜘蛛猴和紅毛猩猩會維持固定的蛋白質攝取量，碳水化合物和脂質則因為果實的有無而變化，這點和人類相同。這些洞見如何幫助理解和改善我們自己物種的營養？這是我們在接下來的三章中要解決的問題。

第9章　重點回顧

1 「食物環境」的意思是指環境中能夠影響飲食與營養狀況的因素，包括了能夠取得的食物種類與份量，以及影響動物取食的事物。

2 要了解我們在實驗室所觀察到的動物特性（例如強烈的蛋白質食慾）在生活中所扮演的角色功能，我們就得研究動物在自然的食物環境中有哪些表現。

3 在自然的食物環境中，和人類同屬於靈長類的動物會選擇各種食物的組合，以達到營養均衡。當自然界中食物的供應發生變化，營養均衡難以維持時，牠們演化出了特殊的方式以因應營養不均衡的情況。

4 紅毛猩猩居住在森林中，牠們適應了自然界中富含碳水化合物與脂質果實的供應量變化。不論是否能夠得到果實，牠們強烈的蛋白質食慾確保自己不會讓這種營養素攝取得過多或過少。果實多的時候，牠們吃大量果實，並且把能量轉換成體脂肪儲存起來，在果實稀少時拿出當成能量來源。

5 動物所適應的食物環境如果出現永久性改變，會有什麼影響？

CHAPTER

10 改變食物環境

Changing Food Environments

二〇一八年九月的那一天，是個不尋常的日子，就算是對在野外中工作的生物學家也是。我帶著因體力勞動所引發的欣喜與興奮，懷著敬畏之情看向遼闊寧靜的景色，空氣稀薄清冽，淡淡的金色陽光為景物鑲上了銀邊。

我在不丹的喜馬拉雅山區步行了四天，在剛才的兩個小時裡，我走在陡峭的碎石小路上，穿過寒冷的濃霧及雨淞，如機械般跨出每一步，同時小心翼翼，盡力讓肺部能夠從稀薄的空氣中榨取些微的氧氣。天氣陰濕，能見度很低，唯一的景色是眼前一小段濕滑小徑，高聳的山峰在右側，左側是懸崖峭壁，籠罩於濃霧裡。聲音沉悶，只能聽到自己深重的呼吸，以及登山靴下碎頁岩的聲響。偶爾，我會沉浸於即將登頂時的興奮之情。

但是對於到達山頂時的狀況，我也感到忐忑不安。在之前幾天，有好幾次我看到雲霧從山頂上滾滾而下，那是強大的風所造成的。風力之強，能夠把雨淞吹得橫著飛、把人吹倒。有幾次我看到暴風把雪從山頂捲下，強風中的雪有如利刃。能見度低，加上在夜晚降臨前有很多路要趕，我們無法不去想，在這種狀況下，更糟糕的事情可能很快就會降臨。

但是並沒有。狀況改善了，坡度逐漸減緩，變得平坦，且爬坡數小時後終於有了下坡，雨淞停歇，濃霧散去，眼前出現的是一串襤褸而褪色的經幡，在蒼茫天地之間緩緩飄動。我的兩位不丹同事倫杜普．達千（Lhendup Tharchen）和蘇南．多傑（Sonam Dorje）都是專業登山家、攝影愛好者和經驗豐富的博物學家，他們說，在這險惡的山隘中，能有如此澄澈的視野是非常罕見的，我們抵達的時機恰到好處。

大衛來到不丹只有一個簡單的理由。從上一章的內容，我們清楚知道食物環境只決定了動物飲食內容的一半，其餘要看動物本身的營養食慾和其他演化來處理特殊食物環境的機制。人類所面臨的營養危機是否根植於此——我們改變食物環境的速度超出了我們適應能力跟上的速度？若是如此，從其他物種學到的東西或許能夠幫助我們了解人類為何會以損害健康的方式來飲食。

為了檢測這個論點，我們首先需要了解人類的食物環境是怎麼產生改變的。

我靜靜站著眺望。前方約三百公尺處，山脈延展成平緩的高原，秋天的寒風中，植物凋萎成鐵鏽般的顏色，只有一座心型的湖，漾著湛藍，但不久之後應該也會結冰。我身後是在岩石峭壁下的狹小山谷，我們剛從那裡爬上來，有巨大的碎石坡，石塊沾染了濕氣而閃閃發光。其他地方放眼望去，全是伸入藍天的白雪山峰，宛若神祕怪物的獠牙。

我從未見過如此景色。從某方面來說，這片景色和亞利桑那的沙漠、烏干達的雨林、婆羅洲的沼澤森林，以及其他許多我曾在其中從事研究過的荒野並沒有差異。就像其他地區一樣，這裡是一種食物環境。我們來這裡是為了了解對當地來說一種不尋常的靈長類所面對的挑戰，這個物種是人類。

要了解來龍去脈，我們需要回到數百萬年前，那時候人類還沒有演化出來，所有的靈長類動物都長得和猴子、大猩猩、紅毛猩猩，還有其他靈長類學家今日所研究的非人類靈長類動物相去不遠。

對於這些靈長類的飲食，我們難以忽略掉一件事情，就是它們都非常類似。雖然蜘蛛猴、大猩猩、紅毛猩猩對於攝入營養的調節並不相同（蜘蛛猴與紅毛猩猩以攝取蛋白質為最優先，大猩猩則否），但是三者的基本飲食內容都相同，主要是含有大量碳水化合物與脂質的果實，以及含有大量蛋白質的樹葉，差異之處只有各類食物所占的比例、每年或數年進食的時間模式不同而已。

這代表了這些靈長類動物的飲食在數百萬年來幾乎沒有變化。蜘蛛猴、大猩猩、紅毛猩猩最近的共同祖先生活於約四千萬年前，吃的食物很可能也和現在我們研究的這三個物種一樣，三個物種各自比較近期的祖先可能也是如此。

這是否代表我們靈長類缺乏彈性，而且無法改變飲食呢？並非如此，因為有許多例外可以證明。靈長類已經從水果豐富的熱帶移動到水果稀少的環境中，例如亞洲的溫帶森林，飲食也成功的跟著改變了。這些猴子和牠們居住在熱帶的近親一樣，也會吃樹葉，但是沒了水果，牠們改吃含有大量碳水化合物的種子，例如橡實。許多靈長類也會吃蛋白質占比高的動物食物，主要是昆蟲。絕大部分的情況下，動物食物在牠們飲食中的占比非常低，只有極小的一部分。並不是那些靈長類不喜歡吃，而是因為昆蟲不容易捕捉到足以供應所需的蛋白質份量。但是有例外，有些小型靈長類對於蛋白質的需求少，能夠找到足夠的昆蟲食物滿足自己不多的需求，而有些的確就會如此做。

還有其他例子，顯示出靈長類動物的飲食可以不經由長期的演化，例如從熱帶森林移居到溫帶森林，或是在體型方面有所變化，而是改變得非常快。其中一個案例是肯亞馬賽馬拉國家保留區（Masai Mara National Reserve）中的狒狒，牠們由原本正常的飲食，改為吃觀光客留下來的廚餘。另一個是加勒比海聖基茨島（St. Kitts）的綠猴（green vervet monkey）。綠猴不是島上的原生物種，是在十七世紀隨著奴隸貿易引入到島上的。有些綠猴逃到了野外，很快就發現這個熱帶天堂中到處都有多汁的芒果。沒多久，更好運的事情發生了：牠們發現島上像是竹子般的作物充滿了糖類，之後牠們的飲食彈性便更進一步增加。沒有人知道中間的確切過程，但是牠們不知怎麼的愛上了聖基茨島上由甘蔗為原料製造出的特產：蘭姆酒。

顯然，靈長類動物的飲食很有彈性，還能隨著新食物的出現而快速調整，那麼，為何許多靈長類動物在幾千萬年來依然維持不變？理由在於動物極少遇到新的食物，牠們所處的環境基本上在長時間裡都保持不變，就算有改變，速度也很緩慢。

對人類來說，年復一年在類似的環境中生活，可能很無趣，甚至會厭煩——如此一來，進展何在？但是固定的環境有一大好處。它讓靈長類動物的生物特性能夠完全適應所處的食物環境，就像是紅毛猩猩能適應長時間沒有水果的生活。不過壞處是改變發生的時候，充分適應的生物特性可能無法應對。當棲地附近被開闢成觀光景點，馬賽馬拉的狒狒就因為吃了人類的飲食而變得肥胖，同時也出現了糖尿病和其他幾種健康問題，包括膽固醇增加。聖基茨島上的綠猴現在有了酒癮，會在觀光客轉身時偷喝他們的酒。

現在可以來看看我們人類這個物種了。大約在三百萬年前，有一種前所未有的特殊靈長類演化出來了，是第一個人類物種，專業上來說，是第一個人屬（*Homo*）物種。與這個物種相關的細節很少，但是幾乎可以確定讓他們演化出來的首要原因是氣候改變以及其對非洲環境所造成的壓倒性影響。當時氣候越來越乾冷，氣候變化也更大。這些改變不只直接影響了人類的遠祖，也間接地影響了其他生物，包括人類遠祖所吃的食物。氣候變遷驅動了食物環境的改變，演化也因此做出反應。

首先，環境快速變化下，犧牲者出現了。數個人族物種演化出來，但事實上究竟原本有多少物種，沒人知道。但我們知道的是，這些物種中絕大部分都滅絕了——事實上只有一個沒有滅絕。這個物種改變的速度遠超過那些物種的適應能力。

存活下來的譜系逆勢而行，並且還專精一種巧妙的技術以應對環境的變化。他們發現應對快速環境變化的最佳方式，是以更快的速度改變環境。換句話說，他們學到了以火攻火。

「以火攻火」可能並不只是比喻，而是事實。人類祖先和其他人族物種的真實差異可能很難說得清楚，也可能不只有一種差異，而是數個彼此有關的改變組合起來。不過人類學家同意有兩個因素非常重要：控制火，以及製造石器。

製造石器並非人類專有的能力，其他靈長類動物也會。原產於巴西、長有鬍子的黑紋卡布欽猴（bearded capuchin monkey）會利用石頭敲開堅果的硬殼，而且是用一種非常精巧的方式去敲。牠們會把堅果放在平的石頭上，然後精挑細選出類似槌子形狀的石頭來敲擊。但沒有其他的物種會使用火。

石器和火，兩者都是用於控制食物環境時最重要的技術。我和巴西聖保羅大學（University of São Paulo）的派翠西亞・伊札（Patricia Izar）合作，研究黑紋卡布欽猴為何要費盡心力打開堅果。我們發現費盡心力很值得，因為堅果含有大量又均衡的營養。古代的人類主要也是為了取得營養而使用工具：狩獵和準備食物。

美國哈佛大學的理查・藍翰（Richard Wrangham）進行了一些研究，指出烹飪對於改善早期人類飲食的重要性。他提出了「烹調假說」（Cooking Hypothesis），認為能夠用火是讓我們遠祖轉變成人類的關鍵改變。控制火徹底改變了人類的飲食，帶來了新的食物環境，之後人類的生物特性也跟著適應。

不論原因是什麼，但有一件事情是確定的：火與工具的結合，讓人類能夠改變飲食系統，這是在生命史中沒有其他物種能辦到的。一開始，改變的效果很正面，人類祖先利用才智創造出就飲食和營養來說宛如伊甸園的環境。

或者，可能，我們應該把環境想成複數。那時屬於舊石器時代，人類吃各式各樣的完整食物，其中包括了纖維豐富的蔬菜、根莖類、水果，以及野生動物的瘦肉，其中飽和脂肪的占比少，有益健康的多元不飽和脂肪酸含量高。現在認為有些狩獵－採集群體的飲食是高蛋白的，碳水化合物和脂質提供了最多約百分之七十的熱量，代表蛋白質提供了約百分之三十。相較之下，現代的飲食中，碳水化合物和脂質提供了約百分之八十五以上的熱量，而提供的蛋白質只有古代的一半。新的研究指出，有其他狩獵－採集族群的飲食是蛋白質的比例低，碳水化合物的占比高。不論蛋白質和碳水化合物的比例如何變化，有一件事情是人類前農業時期祖先飲食的共通點：他們吃的是完整的食物，其中含有大量微量營養素和纖維素。

從那個時期遺留下來的古代骨骸可以看出當時的人類身材高瘦、長滿肌肉而且健康，幾乎看不到營養缺乏的狀況。不過我們要注意，不要對那個時代抱有浪漫幻想，也不要想去複製當時的飲食。當時的人類平均壽命短暫，絕大多數因為生產、受傷和感染性疾病而死亡。同時也有遭受暴力而死亡的證據，例如重物敲擊頭部或是喉嚨被切開等——是使用工具的黑暗面。在當時的世界上，只有少數人才能夠頤養天年，比起現代，高蛋白質飲食所造成的壽命縮短效應發揮空間有限。而且一如之後會討論到的，我們現在已經不是和那時候相同的動物了，有些營養需求已然改變。

雖然無人知道真正的起因，但是大約在一萬兩千年前，在現今稱為伊拉克和伊朗的地區，人類的飲食環境再度改變。起初，參與這些改變的人甚至不知道有重要的事情發生了。某天，營地周圍生長的植物有些不同，可能和數月或數年前不同，甚至可能和上一代時不同。偶然有種子從收集來當成食物的植物上掉落在地面，在營地周圍以更高的密度生長起來，其他比較不受歡迎的植物減少了。之前從較遠處收集來的食物人們吃得較少。類似的改變持續累積，在許多世代後，再次發生了改變人類食物環境的事件，這次是劇烈且永久的改變。

人們開始刻意種下可植食物的種子，拔除其他的植物，吃的食物裡頭自己種的越來越多，採集而來的越來越少。同樣的情況後來也發生在動物上。人類減少狩獵獵物，而是馴養與放牧野生動物群體，牠們也適應了新的生活型態。植物和動物馴化了，人類的生活型態也從狩獵－採集轉變為農耕。

這種變化散播得很快，首先傳遍中東地區，包括現在的敘利亞、約旦、以色列、巴勒斯坦，以及土耳其南部，接著傳到歐洲。許多年後，類似事件各自獨立發生於世界不同地區，包括了非洲、亞洲、巴布紐幾內亞、澳洲和美洲。世界各地的不同人類族群各自發明了農業。

顯然，農業是受歡迎的生活型態。然而，乍看之下原因並不明顯。我們知道的是，農業讓人口增加，主要是因為出生率提高，此外，和狩獵－採集時代相比，人們往往也居住在同一區域。但是令人驚訝的是，對大部分的人來說，日常生活並沒有改善，而且在許多方面反而變得更糟。

雖然細節各有不同，但是通常早期的農業社會只栽培少數幾種主要作物，大部分是穀物，碳水化合物含量高、微量營養素含量低。飲食多樣性大幅減少了，同時高碳水化合物穀物的熱量增加，來自野生食物的熱量減少。這段時期，人類的身高變矮，許多遺骸有營養不良和其他食物相關症狀（例如蛀牙）的跡象，同時還有退化性關節炎的例子，顯示早期農耕者身體的負荷很大。

在此同時，人口密度增加，同時又接近牲畜與害獸（例如鼠類），使得傳染性疾病流行的風險提高了，那些疾病包括了結核病、梅毒與黑死病。除此之外，只吃少數幾種作物和牲畜，使得依靠農業食物環境的人群很容易遭受飢荒，挨餓的風險從來都不會遠去。

但是隨著時間過去，農耕生活逐漸改善。社會結構建立、更好的技術出現；

用於農業的物種增加、動物農產品也變多了，這些都使得農夫挨餓的情況減少，飲食也更為健康。新的飲食環境成熟了，人類和一起生活的動物及植物也適應了這個狀況。

適應由兩種方式達成。首先，藉由文化知識而得到的創新，幫助人類在農業食物環境中建立了飲食習慣與食品加工技術。例子很多，其中之一是酪農業的起源。乳汁中含有乳糖這種特殊糖類，只有動物界的物種才能夠製造。腸道無法直接吸收乳糖，剛出生的哺乳動物需要先把乳糖分解成比較小的糖類之後才能加以吸收，這個過程得用到乳糖酶（lactase）。哺乳動物通常只有在嬰兒時期才能夠製造乳糖酶，意味著之後如果飲用乳汁，就可能會引起身體極度不適，例如腹瀉和嚴重的脹氣。

早期的酪農發展出多種方式克服這個狀況，其中之一是利用細菌把乳糖發酵成為乳酸，腸道能夠吸收乳酸，當成營養成分。這樣的好處很明顯：發酵乳類含有大量來自動物的營養成分，但是又不需要殺死動物便能取得。時至今日，我們吃的許多乳製品依然經過細菌「預先消化」，例如優格、某些乳酪，以及酸奶油。

早期農耕者攝取豐富乳類資源的途徑不僅只有先讓細菌發酵和其他人工手

法。有些人類族群經由達爾文式的天擇演化，在嬰兒時期之後依然能夠產生消化乳糖的乳糖酶，可直接消化乳汁。這個事件至少在農業史中獨立發生了兩次，一次發生在目前屬於匈牙利的地區，另一次發生在非洲。雖然這兩次演化事件的結果是相同的（那些人和其他哺乳動物不同，一生中都能夠消化乳汁），但是兩群人發生的相關突變是不同的。

乳糖酶並不是幫助人類和其他物種適應農業食物環境的唯一遺傳改變，在第五章中提到了另一個例子，在吃人類廚餘的馴化犬隻身上，製造消化澱粉酵素的基因倍增了，鼠類和豬也會吃人類吃剩的食物，牠們澱粉消化基因也因演化而倍增。

上述種種和其他的文化與遺傳適應，確保了人類在新發展出來的農業食物環境中過得很好，一如之前在舊石器時代時適應狩獵–採集環境那般。我們人類再次宛如生活在伊甸園中，而這一次的伊甸園是人類自己打造出來的。

後來事情再一次改變。這次的改變讓倫杜普、蘇南和我爬上不丹境內喜馬拉雅山的高聳小路。

我們的目的是了解靈石人（Lingzhi）*的生活形式，他們也被稱為「lagungsum gi mi」，意思是「住在高地的人」。靈石人屬於更大一群的半游牧群體，他們的生活形式能夠用來追蹤從狩獵－採集者到成功農業種類中人類食物環境改變的所有階段。

大約在三萬年前，狩獵－採集者開始遷徙到亞洲中部海拔極高的地區：青藏高原。青藏高原面積超過三十八萬平方公里，平均高度超過四千公尺，是地球上最大也最高的高原，有「世界屋脊」之稱。古代移居到這個新環境中的人類，遇到了大批類似野牛的生物，牠們長著可怕的角、有幾乎會垂到地上的濃密長毛，以及毛茸茸的尾巴，雄性可以長到身長超過四公尺，肩高超過兩公尺，重達一公噸。在今日任何有理性的人眼中，那些動物應該受到嚴格保護，但是對於當時到達這兒的人類來說，卻是前所未有的好獵物。當地留下的石雕記錄了獵人冒著受到踩踏與刺傷的危險而接近牠們的戲劇性場景。目前青藏高原中仍然有這些動物：野氂牛（wild yak）。

隨著時間流逝，有些氂牛的個體或群體變得比較溫馴，和人類接近的程度也超過其他野生的個體。有可能是因為小牛被人類捕捉而在人類活動的環境中成

食慾科學的祕密，蛋白質知道

長，或是本來就比較溫馴，也可能兩者的影響都有。不論原因為何，馴養生活的

一些特性有利於氂牛，讓演化朝新方向前進。這些氂牛逐漸改變，狩獵—採集者

的文化也是，使得人類和氂牛的關係更密切。

到了五千年前，羌人和氂牛建立了密不可分的關係，他們從氂牛取得肉、乳

汁、皮毛、皮革，把氂牛的糞便當成燃料或肥料，利用氂牛提供運輸力和勞力。

他們從氂牛的掠食者轉變為保護者，會在最肥美的草地放牧氂牛，雄性氂牛不需

要和其他氂牛競爭便能夠得到交配的機會，不像以前在野外過活那樣。氂牛已經

完全馴化，羌人也從狩獵—採集者轉變為放牧者，依靠氂牛維生。在氂牛馴化的

過程中，發生了演化改變，牠們的體型縮小，脾氣也更為溫和。最近的研究指出，

馴化氂牛和野生祖先之間有二〇九個基因不同，其中數個和溫馴脾氣有關。

接下來幾百年，放牧氂牛的生活型態散播到整個亞洲高海拔地區，包括喜馬

拉雅山區。在喜馬拉雅山區，能夠放牧的時間和季節密切相關。春天，牧牛者會

把牛群趕到高緯度山區，那裡有新長出的茂密青草，放牧者住在由皮革製成的帳

* 布丹設有四大行政區，行政區下設「宗」，宗下還有「格窩」。Lingzhi是不丹首都亭布宗底下十個
「格窩」的其中一個。

篷中，通常還有狗幫忙犛牛抵禦雪豹。到了秋天，夏季放牧過的草地轉為枯黃，大地寒冷得要結凍，氣候會嚴峻到不適合人類居住，他們便回到低海拔地區的家中。犛牛對於山區居民如此重要，因而有「西藏之寶」和「高山機器」之名。

我們前往不丹喜馬拉雅山區的時間，剛好可以親眼目睹當地部族在一年一度遷徙的前後兩種風貌。在一路往上爬的過程中，我們在低海拔地區路過了一些還有人居住的夏季帳篷，那些地區要過很久之後溫度才會下降到不宜人居。同一天，我們爬上了潮濕多霧的山隘，在一個牧民家庭的帳篷中受到了熱烈歡迎。這個帳篷中住了三代靈石人，他們給我們剛做好的新鮮犛牛乳酪，這種乳酪製作時每個會像珍珠似的串起來，整齊吊著風乾。（順帶一提，靈石人祖先並沒有演化出一生中都能夠消化乳汁的能力，他們需要先把乳汁發酵後才能夠食用，例如製作成乳酪。）

當天稍晚，我站在高山隘口，看著褐黃的草地上閃著銀光，和將要結冰的碧綠湖泊，也看到了另一個部落家庭剛離去所遺留的夏季牧地。我們要到他們冬季時居住的家拜訪並且過夜。我覺得自己不只是爬上了五千公尺高的喜馬拉雅山，也穿越了數千年的時間回到過去。

在離開高山隘口後的幾個小時，我們所見到的景象，讓我了解到那兒依然充滿野性。一隻氂牛的骨骼散在地面，新鮮的肌腱還連接在骨頭上，宛如兇殺刑案現場。我們離開小徑，去找一台監測相機，這是一種用於研究野生動物的防水相機，鏡頭前如果有動作，就會自動拍照。蘇南幾個月前就把這台相機設置在山上。我們檢查相片，馬上就找到了兇手：一頭雪豹。照片是在晚上拍的，雪豹的眼睛反射出電燈的藍色幽光，由高感光的相機給捕捉到了。直到此刻，我才了解到這種神祕又難以捉摸的動物為何有時被稱為「山之鬼魅」。

好幾個小時之後，我們抵達今天的目的地。我們從一群氂牛旁擠出路來，來到溪流邊一棟由石頭築成的堅固房子。蓋房子用的山上石頭疊得要高出屋頂的牆壁，屋頂本身用銀色的波浪不鏽鋼板搭成，位置較低，幾乎看不見。前門的另外一側，牆上有特製的架子，上面掛著正在風乾的氂牛肉。屋中的地板由大片稍微刨過的木板鋪成，天花板也由大片木板拼成，由粗大的屋梁支撐著，一串串乳酪從屋梁上垂下來。房間正中央有一個小爐子，燒著氂牛糞。附近還有另一棟石屋，是製作乳製品的地方。在稍遠處還有一間小石屋，裡面有簡單的糞坑。

那天晚上我們圍坐在火堆旁，筋疲力竭，但感到溫暖與滿足，先喝茶，接著吃晚餐，有氂牛肉、大麥和放滿辣椒的蔬菜。晚餐時的對話天南地北。我們知道這個家中年輕美麗的女性是女兒，她說得一口流利的英語，有商學學位。她和丈夫最近放棄了在城市中的生活，回歸到傳統生活型態。我問原因，她解釋說自己偏好簡單寧靜的生活，喜歡和家人住在山上。

我也知道了這座房子前一陣子剛翻修，因為夏天的時候生了意外。那時全家人都在更高的山上，住在夏季放牧用的帳篷中，一頭熊撕裂了屋頂、搗破天花板，進到了房子裡面。新的鐵皮屋頂周圍有石頭，並且用地板那樣的厚木板製作成天花板，就是為了預防同樣的事件再度發生。

最重要的是，我發現到，成串如珍珠般掛起的乳酪，並不只是看起來像珍珠而已，對山區居民而言，這些乳酪也如珍珠般寶貴，是生活上所仰賴的農產品。掛在屋梁下的串串乳酪，只有部分拿來當作嚴酷冬季時的糧食，絕大部分會放上馬背，花上幾天翻山越嶺，運送到交通工具能夠抵達的最接近地點，載到小鎮大城賣掉，換取金錢。

兩天後，我們抵達了馬匹運送乳酪到摩登世界的會合點，那裡和我之前的八天內步行所見，對比極度強烈。馬群在一座破舊的鐵皮倉庫旁邊休息，背上安放

食慾科學的祕密，蛋白質知道

毯子和馬鞍，準備回山上。倉庫門框上有一根六十公分長的木雕陰莖昂然卓立。

附近有好幾袋犛牛乳酪，仔細的放在泥路邊。路才剛挖好，還沒有鋪設其他材料，路邊還有一台搬運木頭的黃色大平地機。路另一邊的斜坡上，有建築工程新挖出的坑坑疤疤。我理解到那座陰莖木雕並非下流的塗鴉，而是重要的文化符號，當地人相信能夠抵禦惡魔。

載我們的四輪驅動車來了，車上有好幾箱農產品，要讓馬載回山上。車子卸貨後，重新裝上了那幾袋乳酪，等等要和我們一起回到山谷中的不丹首都亭布（Thimphu）。

我們靜靜看著那些新運來的農產品分配安置到馬匹上，有袋裝穀物、蔬菜、瓶裝油，以及好幾袋糖、鹽和茶葉，我接受山民招待時，吃到了這些東西。其他還有五彩包裝的高糖高油食物，例如餅乾、泡麵和洋芋片，包裝上都有微笑享用這些食物的人物照片，此外，還有一箱箱我很熟悉的罐裝飲料。

我們沿著泥濘濕滑的蜿蜒道路下山，穿過了世界上居住區域海拔最高的強悍族群家鄉。我忍不住思考一路所見。那些正在往山上送的高糖高油加工食物與飲料十分可怕。在之前八天，我度過了艱苦的生活，那些食品能夠增加飲食多樣性、

CHAPTER 10 ── 改變食物環境

讓人愉快，同時在最急需之時提供可靠的熱量，而山區居民的生活形式，加上所處的寒冷氣候，急需熱量的情況很常見。另外，那些點心價格低廉、容易保存，與含有大量水分及纖維的水果與蔬菜相比，更輕也更容易運輸。但是我很清楚，那些食物對於全球食物系統、文化傳統和人類健康，都會造成嚴重破壞。

我並不迷信，但此時我發現自己希望那根六十公分長的陽具能夠發揮作用，保護山上居民，否則他們五千年來的健康田園生活型態很快就會受到毀滅。

兩個月後，我在太平洋的小島上目睹了我最深的恐懼成真。我和朋友兼同事——新喀里多尼亞大學（University of New Caledonia）的奧利佛·卡里（Olivier Galy），以及雪梨大學的科琳·卡約德（Corinne Caillaud）——一起從新喀里多尼亞（New Caledonia）出發，前往島東邊的羅雅提群島（Loyalty Islands）中的利福島（Lifou）。在島上，我們和當地部落的松戈（Zongo）家族住在一起，直接體驗當地傳統的家庭生活形態與飲食系統。不過我們此行的主要目的是探究一個會破壞生活型態、摧毀食物系統、危害島上原始環境的威脅。

我們下了租來的車子，走進松戈家族所居住的熱帶天堂。一條活潑的狗兒興奮得扭著身體奔來迎接我們。我從茂密的綠色草地和熱帶果樹間望去，眼前的房子新鋪上了藍色的波浪鋼板屋頂。陽台上一對年約六十的健壯漂亮夫婦站著歡迎我們，他們散發出健康快樂的光芒，是接待我們的主人，皮耶與娜歐蜜。

他們先帶我們參觀居住的地方，那是傳統的圓形茅屋。走進低矮的門，裡面沒有隔間，中間有一根巨大的木柱，頂端接著一圈以放射狀伸出的木桿，木桿之間有同心圓的梁木，成為類似雨傘的堅固結構，支撐著茅草屋頂。屋頂之下是一圈牆壁，用類似構築屋頂的方式築成：編好的茅草像是裁切整齊的毯子，從屋頂垂到地面。

中央木柱旁邊的爐子燒出了煙灰，多年來累積在房屋內側，讓牆壁整個都變黑了。空氣中帶有火、泥土和木材混合而成的氣味，聞起來就如同單一麥芽釀造的蘇格蘭威士忌。和以天然方式燻黑的屋頂與牆壁形成強烈對比的，是地上色彩鮮豔的蓆子，上面有我們的床墊。這棟房子是由部落的人所搭蓋的，在特殊場合中才會使用，例如部落會議。住在這裡讓我深感榮幸。

隔天早上，我們的早餐是新做好的優格，加上蜂蜜、木瓜和椰子粉，椰子是從附近的樹上摘下的。早餐後，我們前往他們家的菜園，從肥沃的棕色土壤中挖出番薯和馬鈴薯，摘了各式各樣的新鮮蔬菜與香草，並從廣闊的果園中摘了熱帶水果。我們把水果和鮮紅色的小番茄當點心，那些番茄在菜園的空隙地中如同雜草般長出來。我們看娜歐蜜和皮耶把邊緣尖銳的珊瑚碎片當作路障，如同在運動場上畫的白線一般圍在菜園周圍，防止蛞蝓入侵。他們把塑膠飲料瓶掛在果園的金屬網牆上，一有震動就會發出聲音，好嚇走野豬。

我們回去吃午餐：卡納克（Kanak）的傳統美食「邦加」（bounga）是由當地出產的材料所製，裡頭有山芋跟紅薯、大蕉、椰奶和鮮魚，全部用大片香蕉葉包裹起來，在傳統的烤爐中烘烤數個小時而成，這種烤爐是把紅熱的石頭放在地面的洞中做成的。我已經見識過蔬菜水果是怎麼來的，接下來就要親身體驗捕魚的過程。

午餐後，我協助皮耶和娜歐蜜的兒子保羅準備捕魚小船，然後一起出海。保羅有博士學位，我便是因為他所帶領的研究才來到新喀里多尼亞。前一天，我在海灘邊用呼吸管浮潛，所以知道等會兒捕魚可能會有什麼過程。就算非常靠近岸邊，海裡面依然充滿生物。能見度雖低，但是我下水之後沒幾分鐘就見到了一頭海龜，接著是一大群水層魚類（pelagic fish）、一隻魔鬼簑鮋（red lionfish），許多彩色的魚類像是彩色碎紙般在珊瑚礁中游動。

在小船開了幾百公尺之後，海底陡然下降到約一百公尺深，沒多久又下降逾三百公尺。之後我們抵達第一個目的地，一座巨大的珊瑚礁，稱為「避難珊瑚礁」（Shelter Reef），從海底如山一般的隆起來，結構複雜又高聳，我很清楚這會吸引魚類，結果也沒讓我們失望。

我們抵達後不久就發現，在船尾放出的魚餌周圍有大魚游動產生的波浪與水花。保羅大叫出聲，手往後指：有一條鬼頭刀從清澈的水面上跳出來咬餌，但是沒有成功。下次牠就沒有那麼幸運了。保羅把船停下，我拉起一條將近二十公斤的鮮魚，在午後的陽光下閃著金色與藍色光芒。不久之後，我們又抓到一條大鰺魚。

接著我們到靠近岸邊的海域，在淺的珊瑚礁上用魚叉捕魚。一到水中，我就知道這裡很獨特。之前待的海域因為靠近沙岸而混濁，只能偶爾瞥見海洋動物的蹤跡，現在這個區域中海水清澈，滿是生物。我第一次潛到海中，朝我之前才進入過的世界前進，一條大礁鯊如同核子動力潛艇般自在的游過。不過我注意到牠有點緊張，我知道這是伴隨著狩獵而產生的感覺。接著我又看到其他幾條鯊魚，知道有事即將發生。

我和鯊魚同游並拍攝了牠們一會兒，接著去找保羅與奧利佛，他們之前朝著外海游去。我發現他們躺在比較深的大溝槽邊等待，溝槽中充滿各種魚類，其中許多魚逆著強烈的水流游動好停在原地。有兩隻裸鰆（dogtooth tuna）像是長著牙齒的魚雷在附近巡遊。在這個溝槽中，並非只有我們在狩獵，那些鯊魚也是。我之前做研究時去過澳洲大堡礁中的蜥蜴島（Lizard Island），從那次經驗中，我知道在正在狩獵的礁鯊附近用魚叉捕魚時要非常小心。礁鯊幾乎不會攻擊人類，但是會毫不猶豫的咬走叉在魚叉尖端抖動的魚，並攻擊任何阻止牠的事物。保羅熟知附近的水域，叉了一條鰺魚，放到船上，今天叉魚的工作就結束了。

我們起錨準備離開，這時我們注意到騷動發生的原因。在我們之前捕魚的地方，有艘小錫船，上面有三個年輕人，都是部落的人，也是保羅的朋友，他們捕魚是為了給下週傳統喪禮上的哀悼者吃。船上有個鐵桶，裝滿了珊瑚礁魚類，正是他們捕魚的時候驚動了鯊魚。其中一個人抓到了一條大魚，大小如男性的胸膛，魚身中段有如手術一般切出了一個弧形空缺，魚的頭部和尾部之間只有脊椎骨連接。毫無疑問，那空缺的部位是被鯊魚咬去的。

我們把捉到的大鰺魚和保羅叉到的鰺魚送給他們，供喪禮之用，之後途經避難所珊瑚礁返航。在途上，當太陽轉為橙色，海水變得深藍，奧利佛抓到了一條鬼頭刀，大小和我之前捕到的類似。科琳抓到了一條長得像大型梭子魚的掠食魚類，稱為竹節鰆（wahoo）。

當太陽沒入海平面之下，船在海上駛著，我回想起之前的談話。在利福島，極少商業性捕魚，之前所做的是為了維生捕魚、為了家庭捕魚、為了社區中的婚喪儀式等等而捕魚。利福島周邊海洋中生命繁茂，足以長期維持下去，並能永續到未來，讓漁業活動不會改變。但是，如果商業捕魚船隻把那些富饒的生命換成現金，將會為健康的田園生活型態敲響喪鐘，那正是現在就有的威脅。

隔天我們就親眼見到了這個問題。我們前往利福島的主要城市韋城（We），見識島上生活形式的另一面。首先我們去超級市場買了些補充品，貨架上滿是彩色包裝的加工食品：泡麵、餅乾、罐裝肉等，還有其他許多，讓我想起在不丹山區經過高山中強悍的居民領地時，看到那些由馬匹載運的垃圾食物。更令人驚訝的是，超級市場中幾乎沒有新鮮食物。那麼，前幾天我們在松戈家所吃的魚類和蔬菜是從哪裡來的？

我想可能有另一個市場在販售新鮮食物，但是並沒有。接下來我們拜訪了一家蔬菜合作社，他們販賣市民在家庭菜園中多出來的蔬菜。這家合作社的東西也少得驚人。貨架上有山芋、馬鈴薯和紅薯，還有一些南瓜和一顆孤零零的高麗菜，除此之外就沒有其他蔬菜了，沒有綠色、橙色、黃色或紅色的蔬菜。友善的經理解釋道，問題出自於那些家庭栽種的蔬菜往往只夠自家人吃和儀式時使用。城中居民便轉往超級市場買那些包裝食品，便宜又好吃，但後果堪憂。

有了新的食物，越來越少小孩子學習如何在自家的園子裡栽培與收穫蔬菜水果，或是捕魚的技巧。進口加工食品的市場正在逐漸增長，而當地人的腰圍以及罹患糖尿病與飲食相關疾病的人數也增加了。

在不丹，我們看到了同一個過程的早期階段，人工食物進入了傳統民族的飲食當中。不過犛牛放牧者沒有變得肥胖，部分原因在於他們接觸這類食物的管道仍較為有限。在沒有商店和自動販賣機的情況下，得用馬匹載運食物。但是在利福島，那裡不僅有船，甚至還有機場，沒有山地區域的種種限制——打從二〇一〇年以來，體重過重和肥胖的比例增加了百分之十三，現在已經有超過八成的成年人落在那個範圍裡。類似情況也發生在不丹比較容易取得加工食物的地區，例如城鎮與都市中，加工食物是從那裡運到山上的。

我們在這兩個國家所見到的模式，也頻繁出現在世界其他地區，屬於目前正席捲美國和澳洲等國風暴的早期階段。這是一種「營養轉變」(nutrition transition)，奠基於農耕和狩獵的傳統食物環境，開始由加工食品所取代，那些食品是化學家和食品技術人員為了討好人類食物食慾所設計的，製造出來以後接著運送到世界每個角落，造成的後果總是都相同：和傳統飲食習慣相關的技術失傳了，肥胖和相關疾病增加。

加工食物為什麼會造成這種結果？我們對於昆蟲、靈長類和其他動物的研究有助於提供答案嗎？這是我們要在下一章中解釋的。

第10章 重點回顧

1 我們的食物環境持續改變，動物演化出新的策略，能夠適應改變的環境。如果環境改變的速度太快或是變得太極端，適應會造成健康不良、早夭，或甚至種族滅絕。

2 人類利用文化手段改變自己的食物環境，其中分成數個階段：控制用火、發明工具，狩獵－採集生活型態改變為農耕型態，最近則是食品生產的工業化以及供應全球化。

3 全球化使得不健康的加工食品取代了世界各個文化中的健康傳統飲食，一如在數十年來已開發國家發生的情況。

4 工業食品如何影響人類健康？

CHAPTER

11

現代環境

Modern Environments

很奇怪，如果要看清某件事情，最好的方法是從別的地方開始看起。我們研究食物環境的過程恰好便是如此，那是我們進行的最重要研究之一。

三十年來，我們在實驗室中檢視了蝗蟲、蟑螂、貓狗、水貂，以及其他數不盡的動物。我們也研究了野外的笨馬蝗蟲、蟋蟀、猴子和猿類。我們爬上高山、造訪遙遠的島嶼，親眼目睹人類數千年的歷史與現代如何碰撞。

現在我們回望人類這個物種，就比以前更能看清問題：在我們能夠創造出自己所想要的食物環境時，為何會引發出那麼多不健康的營養狀態、疾病、死亡、不平等，以及環境衰退？

我們也開始有了一些答案。

在我們了解現代食物環境為何不利健康的過程中，有一步很重要，是二〇一五年時，大衛收到的一封來自巴西的電子郵件，寄件者是聖保羅大學資深公共衛生營養學家卡羅斯．蒙泰羅（Carlos Monteiro）。我們本就知道蒙泰羅團隊所進行的研究，並且在我們的論文中引用了他們的結果。他寫信來是要告訴我們，最近讀到我們對人類和寵物飲食模式關聯的研究論文，在其中看到了和他自身研究有關的東西。

卡羅斯一直在研究全世界各地不同類型的食物和肥胖之間的關聯。他最先研究的區域是巴西，然後是美國和其他許多國家，結果都顯示出一個清楚的模式：越多人吃「超級加工食品」(ultraprocessed food）的區域，肥胖就越流行。我們也已經知道，肥胖越流行，糖尿病、心臟病、中風、某些癌症和早夭的機率就越高。

會對健康造成如此不利影響的超級加工食物是什麼？簡單來說，超級加工食品就是那些有五顏六色包裝的食物，上一章中，我們在前往不丹的喜馬拉雅山區裡見過。在新喀里多尼亞風光明媚的利福島上，同類食品也放在超級市場的貨架上。

但是對於一個如此龐大複雜又重要的問題，我們需要的不只是簡單的答案。我們得知道超級加工過程和其他食品的加工過程之間有何差異，後者有許多並不會危害健康，甚至對人類有益。這就是卡羅斯和他同事研究的內容。他們根據食物加工的程度把各種食物分門別類，並指出哪些加工食物會危害人體健康。這個系統稱為NOVA，其中包括了四大類食物，由加工過程的特性來區分。

第一類稱為第一群NOVA食物，是未加工的食物，以及只經由簡單加工而讓組成成分大多都保持完整的食物，加工過程包括乾燥、壓碎、烘烤、煮沸、巴氏殺菌法（pasteurization）、剔除不可食部分，以及真空包裝。在第一群中使用的加工方式主要目的是延長食物的保存期限，讓儲存的時間更長、烹製時更為方便。例如經由巴氏殺菌法處理過的牛奶、奶粉、罐裝蔬菜、冷凍蔬菜、不含鹽的烘烤堅果，以及乾燥的豆子。

第二群和第一群不同，不包含完整的食物，而是一些用於製備、烹調和調味其他食物的材料，包括了奶油和液態油之類的油脂、糖和相關的甜味劑（如楓糖）和鹽。這些材料大部分都經由機械式過程加工處理，例如精製、萃取、壓榨。或者以鹽的例子來說，則是經由採掘與水分蒸發。

第三類中包括了沒有冠上「超級」之名的加工食物，這些是由完全沒有處理或稍微處理過的第一類食物，加上第二類食物（脂質、鹽、糖等），使用裝瓶、裝罐，或是讓食物發酵等保存方式製成。這類加工過程的主要目的是增加第一類食物的保存期限，以及提升美味。這類食物的例子有罐裝豆子、蔬菜和水果，罐裝魚，加了糖和鹽的堅果，加鹽乾燥或燻製的肉類，剛製造好的傳統乳酪與麵包。

第一類到第三類食品的加工方式並不新穎，有些可追溯到數千萬年前人族物種都還沒有演化出來的時期。在前一章，我們看到了人類遠親所執行的第一類食物處理方式：長鬚卡布欽侯利用石器敲破堅果，否則這些堅果是無法食用的。

第二類和第三類食品（萃取出的烹飪材料，以及把它們加入要處理的食物以延長保存期）比第一類出現的時間晚上許多，除了少數難以解釋的例外，只有人類能夠執行。但是這些處理方式也有悠久的歷史。考古學家發現橄欖油搾取、乳酪製造、培根燻製等等的證據，這些都存在數千年之久。二〇一八年，在以色列的一處洞窟中，發現了一萬三千年前釀造啤酒的證據。同年，在約旦的狩獵—採集者遺址中，出土了燒焦的麵包屑，估計有一萬四千年歷史。顯然人類加工食品的歷史非常悠久，甚至要早於農業起源。這使得第一類到第三類食物不太可能是造成現代營養災難的原凶。

現代才出現的是第四類食物：**超級加工食品**。

這類食物是晚近才出現的，同時大量增加的還有大規模機械化製造的產品，從紡織品到鐵器、蒸汽機到汽車等，全部都是。應該不是巧合，大約就在同時，一八六四年，第一本減重書籍出版了，那是威廉・班廷（William Banting）所撰寫的《致公眾的減肥信》（*Letter on Corpulence, Addressed to the Public*），書中建議一種低碳水化合物飲食，出版後大為暢銷，兩年內出了六版，賣出五萬本，在當時是不得了的數字。顯然，超級加工食品成為維多利亞食物環境特色的同時，大眾也關心起了肥胖問題。

第四類NOVA是什麼？這類食物是經由工業製程密集的加工所製，有時甚至不被認為是食物，而是「**超級加工產品**」（ultraprocessed product），屬於工業發明物，和油漆與洗髮精等產品沒兩樣，是設計來討好消費者的舌頭，而不是讓消費者容光煥發或是增進健康。通常製造者會使用大型機械把完整食物中的組成成分分開，使其成為澱粉、糖類、油脂、蛋白質和纖維等原料。這些粗原料往往來自於工業化栽培的高產量作物，例如玉米、大豆、小麥、甘蔗、甜菜，以及把密集參養的牲畜家禽屍體磨碎攪爛而成。有些原料會進行化學改造，例如水解（一種化學分解）和氫化（加上氫原子），之後才和其他成分組合起來。在那些過程中，製造中的產品可能會進行額外的工業程序，例如預炸、擠壓和成型。也會加入化學添加物，以增長保存期限並改變口感、味道、香氣和外觀。那些化學添加物中有許多並非來自農業生產，而是來自石化產業或其他產業。

如果這聽來糟糕到不像真的，那還有更糟的。拿冰淇淋這種受歡迎的超級加工食品當例子好了。二〇一六年八月十七日，全球石油巨擘英國石油公司（BP）所出版的自家雜誌中，有篇文章開頭就寫道：「**冰淇淋、巧克力、油漆、洗髮精和原油的共通之處是什麼？答案是：他們背後的科學。**」

這篇文章解釋了牛津大學的英國石油多相流體研究所（BP Institute for Multiphase Flow）中，由跨領域科學家組成的研究小組如何研究許多工業程序裡都會出現的一些問題，這些工業程序包括了從石油生產到製造油漆、洗髮精、巧克力（另一種超級加工產品）和冰淇淋。從科學的觀點來看，讓各個不同領域的科學家聚集起來探究一個大題目是好事。我們自己任職的研究所查爾斯・珀金斯中心也採用相同的方式來了解造成當代肥胖、糖尿病和心臟病流行的各種原因。

在石油、洗髮精、油漆、超級加工食品間的共同利益之外，產業界對於改善人類飲食並無興趣，它們只想更有效率的製造產品，或讓產品對消費者更有吸引力。而這些產業往往不只面臨同樣的挑戰、具備共通的利益，它們用來解決困境的材料與過程也是彼此相通的。

用冰淇淋來當例子。如果你要在家中製作冰淇淋，需要的材料只有鮮奶油、糖、水果或其他調味料。現在看一下大規模製造的商業販售冰淇淋通常會使用哪些材料：**乙酸苄酯**（benzyl acetate），這種化合物也用來製造肥皂、溶劑、合成樹脂、香水，也可以當作塑膠和樹脂的溶劑；**C17醛**（aldehyde C-17），也用於製造染料、塑膠和橡膠；**丁醛**（butyraldehyde），由天然氣中的丁烷所製成，也用來製造醫藥、農藥與香水；**胡椒醛**（piperonal），以前醫院會經用來防治頭蝨；**乙酸乙酯**（ethyl acetate），也用於製造膠水和指甲去光水。這類材料還有很多，族繁不及備載。

商業販售冰淇淋在我們的飲食中並非只占微不足道的一小部分。二〇一八年，美國人吃掉了約二十二億公斤的冰淇淋，相當於每個人吃掉將近七公斤。如果你知道冰淇淋只是超級加工食品中的一種，就更讓人心驚膽顫了。其他大規模製造的超級加工食品，包括糖果、巧克力、蛋糕、麵包、披薩、洋芋片、早餐穀片、沙拉醬、美乃滋、番茄醬等許多食品裡都含有那些化合物，說都說不完。

二〇一八年，澳洲販售的包裝食物中有百分之六十一屬於第四類NOVA食物，光是在二〇一六年，新上市的食品和飲料產品中就有二萬一四三五種，其中絕大部分都是超級加工產品。想像一下灌到我們身體裡的各種各樣奇特化合物吧。

這些化合物是否會傷害身體是個重要的問題，但也是個非常複雜的問題。有些可能會造成傷害，另一些則絕對會造成傷害。舉例來說，二〇一八年十月，美國食品藥物管理局（FDA）禁止了八種之前在超級加工食品中作為人工香料的添加物，因為動物研究證實了這些添加物屬於致癌物。這八種化合物是二苯基甲酮（benzophenone）、乙酸乙酯、丁香油酚甲醚（eugenyl）、甲醚（methyl ether）、香葉烯（myrcene）、蒲勒酮（pulegone）、pyridineoneone與苯乙烯（這玩意兒居然也能加到食品中！）。二苯基甲酮，上述化合物裡的第一種，甚至被禁止用於有可能接觸到食物的橡膠中。在寫這本書時（二〇一九年六月），以及你在讀這本書時，這些化學成分依然存在於許多食品裡，因為在禁令公布後的兩年間使用它們依然是合法的。但是你無法辨別哪些食品中含有這些成分，食品製造商只需要在成分表中標示有「人工香料」即可，不需要一一詳列。

那些成分都是人工物質，本來並不存在於所添加入的食物中。此事顯而易見，因為那些食物是工業化製造的超級加工食品，並非自然產生。但是有些化合物也存在於屬於第一類到第三類的食物中，香葉烯就是，許多植物裡都有這種成分，包括野百里香（wild thyme）、大麻、歐芹與蛇麻草。不過呢，當香葉烯用於工業製造的食物和香水時，它通常並非取自植物，而是以化學合成方式製造出來的。相同分子，來源不同。丁香油酚甲醚存在於許多用於烹調的香料植物裡，包括丁香、月桂葉、羅勒與肉豆蔻。

這個例子告訴我們，僅僅因為一種化合物是天然的，並不代表它就安全。事實上，包括香葉烯與丁香油酚甲醚在內的許多天然化合物，植物特別演化出製造它們的功能，本來就不是為了安全：植物製造這些化合物，是為了嚇阻動物來吃它們。

同樣的，僅僅因為某種化合物的名稱聽來嚇人，且是人工製造的食品添加物，就算它同樣能夠用來殺死頭蝨、製造油漆或橡膠，也不代表一定有毒。舉例來說，乙酸異戊酯（isoamyl acetate）是一種食品添加物，讓冰淇淋、糖果、餅乾和其他超級加工食品帶有香蕉的味道，也能夠當作顏料和油漆的溶劑，還會加到鞋油中。聽起來有點讓人不愉快，對吧。但是有些啤酒帶有芬芳的水果氣味，也是因為這種化合物，甚至包括一些德國啤酒，德國有著名的《啤酒純淨法》（Beer Purity Law），規定啤酒的原料只能有水、穀物、蛇麻花和酵母，那些水果氣味是由啤酒中的酵母製造出來的，屬於發酵的副產品。乙酸異戊酯也和其他化合物組合出香蕉特有的風味。如果要避免在冰淇淋裡添加，那麼，我們是否也要避免吃到啤酒和香蕉？畢竟不論是人工添加到冰淇淋中、酵母菌分泌到啤酒中，或是香蕉本身就會合成，都是相同的分子。

在其他例子裡，加工食品製造者逾越了另一道界限：把人工改造的分子放入自己組合出來的產品中。其中最有名的例子就是反式脂肪，那是經由剛才所提到的氫化（增添氫原子）的工業化過程所製造出來，改造的是來自於植物中有利健康的不飽和油脂。之所以這麼做，原因是讓價格比較低的液態油脂變得更接近固體，好用來取代奶油，讓披薩、烘焙品、微波爆米花和甜甜圈變得比較酥脆。以這種方式改造比較有利健康的油，也能增長它的保存期限，而含有這種油的超級加工食品也是。

但是很不幸的，對於吃那些保存期限增長的酥脆美食的人來說，這種添加物並無法增長壽命。健康專家一致同意，工業製造的反式脂肪在食品裡的所有脂質中是毒性最強的。根據世界衛生組織估計，反式脂肪讓全球每年有五十萬人死於心臟病，有些高收入的國家現在已禁制使用這種油脂，首先是丹麥在二〇〇五年開始禁止，之後是冰島、奧地利和瑞士。美國如紐約等州也各自立法禁止使用，到了二〇一八年才全國禁止。在紐約和丹麥的後續研究顯示，因心臟病而就醫或死亡的人數皆大幅下降。在低收入和中等收入國家，反式脂肪則依然是食品中的重要成分，甚至在有些更富裕的國家中也是。我們居住的澳洲並沒有禁用反式脂肪，也沒有要求製造商需要標示產品裡是否添加以及添加多少這種有毒成分。

人工添加物讓你困惑不已？我們也很困惑。超級加工食品中有這麼多人工添加物，光是在澳洲，核准使用的就超過三百種，幾乎不太可能安全的駕馭這些怪異大雜燴。有些人工添加物可能是安全的，其他人工添加物可能在某些狀況下是安全的，但是還有其他成分在所有狀況下都有毒，例如反式脂肪。即使消費者對它們有足夠的知識，能夠明智判斷哪些可以吃，哪些要避免，但是如果添加物被隱藏在像是「人工香料」這種祕密的包裝標示後面（美國最近禁止的添加物就用這種方法），或是根本不需要列入成分表中（就像澳洲無須標示反式脂肪），那麼，我們所具備的知識就無用武之地。在這種狀況下，最佳策略就是對所有的超級加工食品抱持懷疑態度。

然而，研究動物在野外的天然食物系統以及在實驗室打造的人工食物系統三十年，這份經驗讓我們知道狀況可能沒有最初看來那麼複雜。如果我們把人類視為在另一種食物環境中的一個物種，就可以從混沌中看到秩序浮現，儘管這是個相當奇特的食物環境。

顯而易見的事情之一，是食用含有各式新化合物或是現有化合物以新方式組合而成的超級加工食品，必定不會有好結果。裡面的許多成分並不是因為具備營養價值才添加，而是以工業方式抄捷徑，為的是減少加工成本、增長保存期限，或是讓產品更吸引人，例如更香、更脆、色澤更鮮豔等，否則那些產品只是難以入口的化學雜燴粥而已。

人類的生理系統精細嚴謹，是經過數百萬年演化而成。這些系統暴露在如此奇特的新飲食成分中，後果難以預料。偶爾那成分是安全的，甚至或許是有益的，但是會造成危害的成分可能數量要高出許多。這就是為何醫療藥物需要經過好幾個階段的完整測試，過程得花上龐大金額、費時多年，才能夠證明安全（或不安全）。但是在食品工業中，添加物並沒有如此嚴格的管制。

這話聽來嚇人，但是對於難以捉摸的毒性，還有另一個更為幽微且更可怕的面向，那才是我們真正需要害怕的。製造商在生產食物產品時所賦予的特性，讓我們幾乎沒有機會能避開那些食品。他們刻意設計食品，好確保它們能夠有一種特定的結果：會讓人吃下很多。超級加工食品所引發的問題當中，有很大的一部分不在於人工添加物，而是在於暗地裡扭曲了我們身體維持健康所需的營養成分。要好好解釋這點，我們需要回到在牛津大學用小塑膠盒進行的蝗蟲實驗。

當時我們實驗室研究昆蟲的重點，是了解不同的營養成分組合會如何影響動物。關於這個題目，那時有許多科學家，特別是生態學家，發表了一些概念，有些也進行實驗來檢驗他們的概念。但是依然還是有許多爭議和混淆，主要是基於一個理由。他們是用真正的食物（例如葉子）來進行實驗，不論是測量動物在野生環境中的飲食份量，或是做實驗時把這類食物餵給實驗室的動物吃。

這樣做會帶來一個問題，便是大多數食物含有數不清的化合物，很難判斷研究出來的結果是由所研究的哪種營養素所造成，或是來自於其他營養素，或甚至是營養素的特定組成模式。我們當時認為這種狀況才是進行研究時遭遇到的真正阻礙。

因此，我們在設計第一個蝗蟲實驗時，就決定避免真實植物所帶來的複雜性，自行設計了實驗室食物，好讓我們得以精確的控制食物的組成成分。我們沒有向食品供應商訂購食物原料，而是從化學藥品製造商那兒訂購材料，那些材料來自工業提取，原料各有不同，經過純化與包裝之後販售，主要是用於研究，包裝上會標明化學組成、純度，有的時候還會註明原料從哪裡來。其中有「細菌學用胜肽」(bacteriological peptide)、酪蛋白、卵白蛋白（這三種都是蛋白質）、蔗糖、糊精（這兩種是碳水化合物）、亞油酸（脂質）、混合維生素「魏森混合鹽」(Wesson's salt mix)、纖維素（無法消化的纖維）、抗壞血酸（防腐劑，另一個名字是維生素C）。有了這些材料，我們就能夠設計特定的食物配方，檢測它們對昆蟲的效果。換句話說，我們為了科學研究，自行製造了超級加工食品。

我們的研究顯示出一些有趣的結果。當我們越了解蝗蟲對各種飲食的反應，就越能夠控制蝗蟲的生物特性，產生了在自然狀況下絕不會出現的反應。我們能夠讓蝗蟲吃得更多或更少，想吃某些食物而不想吃另一些食物，長得更快或更慢，更胖或更瘦，生育更多或更少，活得更久或更短，勤奮或懶惰，連喝多少水都能夠控制。也正如之後在小鼠實驗中（見第八章）所顯示的，我們能夠只經由調整食物成分引發出我們想要看到的幾乎所有結果。

而以上種種，都不需要在食物中添加奇特的化合物，只要改變純營養素的組合方式便已足夠。最有影響力的成分一直都是蛋白質，如果食物中蛋白質相對於碳水化合物的比例增加了，就可以讓我們的實驗動物的生活受到某種影響。如果蛋白質減少了，則會有不同的影響。藉由以蛋白質為核心來改變食物組成成分，我們可以讓蝗蟲的食量增加為原來的五倍，或減為五分之一。經由飲食，我們得到控制動物的強大力量。

這個情況讓我們思考起人類的飲食。人類對營養成分組合的變化也很敏感嗎？若真如此，蛋白質是最關鍵的因子嗎？就好比蝗蟲和其他動物那樣？所以當瑞秋·巴特利來找我們、要用她家在瑞士的滑雪別墅進行人類實驗時，我們才會那麼興奮。我們發現，經由改變蛋白質的比例，人類也可以輕易被操縱。蛋白質能夠影響脂質和碳水化合物的吸收，以至於只要飲食中所含的蛋白質太少，我們就會飲食過量而變胖。

不過有些重要的問題依然沒有解答。因為在實驗中，蛋白質決定了人類吃多少食物，並不代表在真實世界中也是如此。在真實世界中，我們會從超級市場、烹飪書籍和餐廳菜單中選擇要吃什麼。基於完全相同的理由，我們把動物飲食的實驗帶到野外，到自然的食物環境中進行，觀察在自由選擇的狀況下所產生的結果。

而就算我們證明了現代食物環境中蛋白質比例下降造成了飲食過度，還有另一個問題會出現：**哪些食物讓我們的飲食中蛋白質比例下降了？**在對其他動物所做的研究中，我們已經回答了這個問題。舉例來說，在紅毛猩猩中的原因是水果。水果很多時，紅毛猩猩會吃很多水果以攝取足夠蛋白質，結果就是變胖。

那麼人類呢？卡羅斯寄來的電子郵件可能會引導我們找出答案。

首度聯絡後的幾個月，卡羅斯和他的博士班學生尤里·馬丁奈茲·史提爾（Euri Martinez Steele）建議兩方合作，分析他們正在研究的美國飲食資料。他們正在分析一個龐大的資料庫，來自於美國政府資助的美國全國健康及營養普查（NHANES），其中有九〇四二人接受調查。分析的目標是檢驗攝取超級加工食品的份量對美國人飲食的影響。

分析時，尤里和卡羅斯根據飲食中超級加工食品所占的比例，把受試者分成五群。第一群的每日飲食中有百分之三十三為超級加工食品，對，你沒看錯，是三分之一，而且是所占比例最低的一群。第二群的飲食中，超級加工食品占了百分之四十九，第三群占了百分之五十八，第四群為百分之六十七，而第五群則高達百分之八十一。由於這是平均數值，代表在第五群中，有許多人所吃的超級加工食品比例超過了百分之八十一。美國人的平均值是百分之五十七，相當於超過一半的食物是超級加工「食品」。

我們第一次看到這個統計數據時都驚呆了，但是也看到了切入點。我們可以建立一個模型，檢測超級加工食品對美國人類的作用，是否就如同婆羅洲紅毛猩猩在森林食物環境中水果的作用：攝入大批能量，只為了達到特定的蛋白質攝取量。

一如以往，我們的第一步是把結果用座標圖呈現出來，蛋白質在橫軸，碳水化合物和脂質是縱軸，結果形成了一條幾乎完美的垂直線：顯示出從第一群到第五群，隨著飲食中超級加工食品的比例增加，攝取的熱量中蛋白質所占的比例從百分之十八·二下降到十三·二。我們在紅毛猩猩的飲食中也看到完全相同的模式：水果稀少時蛋白質在飲食中的占比高、水果豐富時蛋白質在飲食中的占比低。人類和紅毛猩猩一樣，攝取的熱量和超級加工食品的占比量有關。飲食中超級加工食品占比低的時候攝取的熱量為一九四六大卡，占比高的時候攝取的熱量為二一二九大卡。除此之外，人類和紅毛猩猩完全相同之處在於各群的蛋白質攝取量都沒有差異，全部都吃到足夠份量的蛋白質為止。

此事涉及的影響發人深省，可能意味著食品製造商不論是有意還是無心，轉而採用了低蛋白質配方，而人類的反應就是吃得更多——就如同我們飼養的蝗蟲對蛋白質含量少的實驗食物所產生的反應。對於銷售不健康的食品來說，這是完美的發展方向。不過，就如同卡羅斯分析所顯示的，如果想要避免肥胖、疾病和早死，那可就不好了。

多年來進行的蝗蟲實驗與延伸到野外的靈長類研究，啟發了我們的分析，為全球肥胖的大流行提供了全新的見解。超級加工食品讓人變胖，並不是因為我們對裡頭所含有的碳水化合物與脂質的食慾強烈，一如普遍所認為的那樣。其實我們變得過重，是因為人類對蛋白質的食慾要強過限制攝取碳水化合物與脂質的能力。當飲食中蛋白質的占比被碳水化合物與脂質拉低（超級加工食品就是這樣），人類對蛋白質的食慾就會壓過正常狀況下要我們停止吃進碳水化合物與脂質的機制。而結果就是我們吃得太多，多到對身體不好。

這個出乎意料的結果能夠回答許多問題，但並非所有問題。我們納悶的是，為什麼需要那麼多光怪陸離的工業製造食品才能夠讓人類肥胖，但是紅毛猩猩和其他靈長類只要吃水果就會變胖？這個問題的答案一如蛋白質槓桿，藏在我們的動物實驗中。

在說明關於蝗蟲和其他動物的實驗時，我們關注的焦點主要在蛋白質和其他營養成分相比之下的重要性。我們並沒有多加說明另一種成分，這種成分甚至算不上營養，但是依然對動物的飲食有重大影響。

纖維。

纖維對昆蟲飲食的影響力強度，僅次於蛋白質。在飲食裡的纖維比例少的狀況下，只要纖維稍有增加，都能讓蝗蟲吃得更多。原因是如果纖維的占比高，就相當於蛋白質和碳水化合物的占比下降了。為了維持後兩種營養素的攝取量，蝗蟲會吃得更多，也就是吃下了更多纖維。你不需要有生物學博士學位才會知道蝗蟲如何處理多吃進去的纖維。進食後幾個小時，我們便可發現，在實驗室的小塑膠盒中出現了顆粒狀的糞便。牠們飲食中的纖維越多，排出的糞便也越多。蝗蟲直接讓纖維素通過腸道。

但是如果纖維量超過了某個點，情況就會改變：飲食中太多纖維，不會讓食量進一步增加。蝗蟲肚子裡都是纖維，已經超過了腸道能夠處理的極限。

但是在紅毛猩猩和人類的狀況又是如何？猿類一直吃水果，雖然裡面有很多纖維，但牠們依然吃到體重過重。另一方面，人類並沒有吃水果吃到過重，卻用其他方式達到效果。

用個簡單的實驗來解釋。試試看吃四個蘋果，一個接一個吃，絕大部分人最多吃兩個就放棄了。現在看看喝四個蘋果榨出的蘋果汁，相當於一整杯，很輕鬆就能夠喝完，而且再來一杯由四個蘋果榨出來的果汁，也並非難事。兩者之間的差異在於蘋果汁的製作過程裡，絕大部分的纖維都濾除了。汽水和甜飲料中的熱量很容易就過度攝取，因為在喝的過程中並不會讓食慾剎車啟動。

人類和紅毛猩猩是親緣關係相近的靈長類，但是在吃水果這方面，兩者有重大差異。紅毛猩猩和其他植食動物一樣，腸胃道已經對處理大量飲食纖維特別適應。紅毛猩猩有巨大的囊狀結腸，不只能夠有額外的腸道空間，讓牠們吃下纖維豐富的水果份量（以及其中所含的糖分和脂質）能夠超過人類，而且這種結構上的差異還能夠藉由另一種方式增加飲食中的能量。紅毛猩猩的腸道中有大型微生物群系，包含了幾十億個細菌，能夠把纖維消化成能夠用於產生熱量的分子。

纖維說明了人類為何不像紅毛猩猩那樣會因為吃水果而變胖，因為人類沒有辦法吃得那麼多。這也解釋了我們為什麼會因為吃超級加工食品而變胖。加工機器在把數噸的工業化生產作物轉換成澱粉和糖類時，去除的主要成分之一便是纖維。這些纖維到頭來都不會加回食品裡面，就算有也只有一點點。我們從蝗蟲、小鼠、紅毛猩猩和果汁的實驗中可以知道，把食物中的纖維去除掉，就等於切斷人類食慾的剎車。現在你可以了解肥胖和超級加工食品是人類近代史中無法分開的現象了。

在你責怪蝗蟲搞壞了人類宴飲的興致前，牠們還是帶來了其他好消息。當我們操縱牠們的食物、讓牠們吃進更多碳水化合物和脂質，牠們也順便吃下了更多健康的微量營養素（維生素和礦物質），吃得自然而然。這可能會為人類黑暗的超級加工飲食帶來幾絲光明嗎？

感覺可能有，但實際上並沒有。大型加工機器剔除的不只是纖維，還有微量營養素。超級加工食品中含有的維生素和礦物質本來就比較少，就算吃下的量很大，加總起來的微量營養素還是不多。

犬儒的人可能會提出結論，說讓超級加工食品中的蛋白質比例下降，又剔除纖維，好讓人能吃得更多，是能夠增加銷量的聰明策略。可能吧，但是蛋白質比例下降也有其他原因。

是什麼原因？來看一下我們和新南威爾斯大學的羅伯．布魯克斯（Rob Brooks）所合作的研究。

這項研究沒有用到蝗蟲，只需要一台電腦和網際網路。我們各自在美國和澳洲的線上超級市場購物，在虛擬購物車中放滿一〇六種在這兩個國家都能買到的貨物，接著把每種食品的價格和營養成分都標示出來，這些數字能夠讓我們計算每項產物中的脂質、碳水化合物與蛋白質含量分別對價格的影響。

在兩個國家中，結果都相同。脂質含量對價格幾乎沒有影響，脂質造成的熱量增加只能使得價格提高一點點。但是蛋白質就不同了，它對價格的影響很大：產品中的蛋白質越多、售價越高。令人驚訝的是碳水化合物會讓價格降低：碳水化合物含量增加時，食品變得更便宜。這就很容易能了解食品加工業者加入蛋白質時會錙銖必較，放入碳水化合物和脂質時便慷慨大方，因為這樣可以降低製造成本。這種作法的另一個好處前面提到過，是能夠劫持我們的食慾，讓人飲食過量。

經由蛋白質槓桿減少產品成本並增加消費，這兩種解釋看似就足以說明為何超級加工食品的蛋白質含量低、碳水化合物和脂質含量高。不過除了這兩個解釋之外，還有另一個更為強大的好處：味道。

再一次，依然是蝗蟲指出了這一點。在給牠們高纖維和低纖維食物時，他們會吃低纖維食物，那是因為纖維使得其他營養素的占比下降。蛋白質、碳水化合物和脂質，還有鹽，對食物的味道而言很重要。低纖維代表更可口。我們之前對於蝗蟲口味的實驗證明了這一點：只要增加擊中味蕾的營養素濃度，傳遞到昆蟲腦部的電訊號也會增加，讓蝗蟲想吃東西。

因此很容易就可以看出為何超級加工食品中的纖維減少對製造者是有利的：這讓產品嘗起來更可口。

我們在蝗蟲身上觀察到相同的效應，能夠解釋史上最大的健康危機：超級加工食品的興起。我們飲食的兩個驅力：我們選擇吃的食物，以及每種食物的攝取量，聯合起來讓危機加深。

低纖維以及高脂肪高碳水化合物讓食物更美味，導致我們選擇這類食物，放棄其他更健康的。在此同時，這些食物中的蛋白質占比低，製造成本也就更低。低蛋白質、低纖維、低成本，又能讓人吃得更多——超級加工食品的確取得了最後的勝利。

因此，超級加工食品在人類這個物種中所扮演的角色，就類似於婆羅洲自然森林中水果之於紅毛猩猩：它們是大量的能量來源、蛋白質占比低、脂肪和碳水化合物占比高，對於增加體重而言再適合也不過。

但兩者之間有些重大的差異。其中之一是紅毛猩猩有儲存脂肪的重要理由：沒有水果的時期，儲存的脂肪能夠幫助紅毛猩猩度過能量稀缺的漫長時光。目前絕大多數人類身處於工業化食物環境，情況就不同了，食物並沒有長期不足，因此儲存脂肪並沒有好處。我們一年到頭都在吃超級加工食品。

另一個差異是紅毛猩猩經過數百萬年的演化，已經適應了所吃的水果。超級加工食品和人類歷史中所吃的東西完全不同，有利於健康的微量營養素與纖維含量低，摻雜了數百種本來人類就不應該攝取的化合物，更何況是大量攝取。超級加工食品取代了人類自然的飲食，造成了毀滅性的結果。

若要在這裡結束本章也是可以，但是整個故事最後出現了進一步轉折。飲食中的蛋白質、纖維和微量營養素被過多的碳水化合物稀釋，並不是從工業化程序出現之後才開始，而是在一萬年前農業開始時就持續至今了，是農作物馴化的結果之一。

但到了最近，科學家發現了另一件更令人警鈴大響的事情。所有人類的工業活動都使得大氣中的二氧化碳增加，造成的效應和作物馴化與超級加工過程如出一轍：主要糧食作物中的碳水化合物增加，蛋白質、纖維和微量營養素減少。箇中機制很簡單。植物會利用陽光的能量，以二氧化碳為原料，合成糖類和澱粉。植物得到的二氧化碳越多，合成的糖類和澱粉也就越多，那些糖類和澱粉全都會稀釋蛋白質、微量營養素和纖維。

食品製造商有承認它們在設計產品時刻意讓人們飲食過量嗎？他們說沒有，他們只是給我們更可口、便宜又方便的食品而已，如果適量食用，可以納入健康飲食中。錯的是我們濫用超級加工食品，造成了現在的困境。

他們是這樣說啦，但有許多事實指出了不同的解釋。

第11章　重點回顧

1 肥胖和相關疾病的流行與某一類食物的關係密切，那類食物是超級加工食品：以人工製造的材料和高度加工的方式製造出來的工業產物。

2 超級加工食品中，蛋白質、纖維和微量元素的含量通常比較低，脂質與不健康的碳水化合物含量高，同時還加入了香味促進劑——在我們的動物實驗中，正是這樣的飲食環境讓動物飲食過度、健康衰退。

3 那麼，我們為何會持續吃進那些自己身體並沒有適應的加工飲食呢？

CHAPTER

12

獨一無二的慾望

A Unique Appetite

在全球肥胖流行的趨勢中，蛋白質食慾是一股巨大的推動力量。但是還有另一種慾望，只有人類這個物種才具備，甚至比蛋白質食慾還要強大。在人類的營養危機中，這種慾望要負最大的責任。

追求利益的慾望。

在現代環境中，食物是一種商品，許多工業、公司、通路、投資活動、工作和生計都要依靠這種商品，但是食物和其他商品之間有一些重要的差異。

第一個差異是我們全都需要食物，這和大部分商品不同。我們可以選擇要不要買書，選擇買車或使用大眾運輸系統，選擇租房或買房等等，但是無法選擇吃或不吃。因此食品工業居於令人羨慕的地位：賣的產品是每個人都需要的。

CHAPTER 12 ——獨一無二的慾望

A Unique Appetite

只不過食品製造商也面對了一個重大的商業挑戰：如何擴大市場。對於電視、汽車、高級遊艇和電腦來說，方法直截了當：讓更多人購買，讓興奮的消費者買下不只一件商品，或是讓消費者換機的頻率更高。但是食物就不同了，每個人能夠吃下的食物有限。對食品工業來說，要賺錢、銷售要成長，還要讓股東滿意，便需要採取不同的策略。

策略之一是添加所販售產品的價值，以賺取更多利益。便宜的原料經過加工，和其他的材料混合，混合物再經過更多加工，用上五顏六色的外包裝，並用遠高出材料成本的價格販售。我們不可能比麥可．波倫（Michael Pollan）的說法更簡潔俐落了：「把只值幾分錢的穀物和糖，轉變成價值五美元的早餐穀片。」

同樣重要的是，確保這些獲利豐厚的產品能淘汰掉其他公司生產的同類品項，這個過程稱為「增加市場分額」（increasing market share），在食品工業界中有時稱為增加「胃容量分額」（stomach share），它是股強大的力量，形塑了我們的食物環境。結果是引發了對手之間的軍備競賽，彼此都採取大膽無恥的步驟，想幹掉對方。如果是真正的軍備競賽，後果就是讓世界變得更加危險；在加工食品業界，則是要在價格、便利程度和吸引力上壓過對手，但後果也是一樣的。

我們已經見識過爭奪市場分額的一些手段：把各種化合物加到產品中，好提升顏色、口感、味道、香氣和保存期限等，還有產品的其他特質，並且把便宜的脂質、碳水化合物和鹽分混入產品中。高比例的脂質與碳水化合物不但讓混合物更可口，在去除了會稀釋味道的纖維之後，效果會更顯著，同時也取代了高價的蛋白質，讓製造成本更低。

策略之一是讓產品的美味程度提到最高點，稱之為「極樂點」(bliss point)。舉個好懂的例子，食品產業界雇用了數學家兼實驗心理學家霍華・馬斯可維茲(Howard Moskowitz)，設計了五十多種Dr Pepper汽水，並在美國各地進行了三千多次品嘗試驗，試驗結果讓他得以找出製造最美味產品的精確配方。汽水的主要原料是糖。其他的食物就比較複雜了，會含有脂質、糖和鹽。有些食品中含有人工香料，讓便宜又含有大量澱粉與脂質的食物嘗起來有蛋白質的味道，例如洋芋片。所有這些產品的共通特點，就是設計成在競爭中以價格與味道勝出。

確保增加胃容量分額的方式之一，是買下競爭對手。因此，食品公司變得越來越少、越來越大。光從能夠買到的數不清的加工食品種類與品牌來看，看不出這種狀況，但那些繁多的種類與品牌只是表象，幾乎絕大部分的食品都是由九家超大的跨國公司所製造。其中光是雀巢公司（Nestlé）其下的品牌數量就超過兩千種。

相對於規模較小的競爭者，大公司具備了強大的優勢。明顯的好處是它們擁有更多消費者，不過也因為經濟規模而讓製造成本較低，因此加工食品是個獲利豐厚的行業。二〇一七年，雀巢公司的年報便顯示出總銷售額超過八七〇億美元，這個數字超過了該年一二八個國家的經濟活動數字（國民生產毛額），全世界只有六十三個國家的貨物和服務產值超過雀巢公司的年銷售額。同年，該公司報告的獲利為一四三億美元，勝過七十一個國家的國民生產毛額。

九大加工食品公司顯然並不缺錢。有了那麼多的錢，可以展現的是影響我們食物環境的力量，以及改變人們吃東西的模式，不論結果是好是壞。

施展這種力量的方式之一，是透過廣告深入人們的心智、錢包和胃口。根據百事公司二〇一七年的財報，它們花了二十四億美元在廣告上，可是這個金額還比不上主要競爭對手可口可樂公司，據網站 notesmatic.com 公布，可口可樂該年花了三十九億六千萬美元的廣告費用。市場資訊公司 Statista 報告說，雀巢公司在該年花了七十二億美元廣告費用。要客觀比較這個數字，可以參考美國政府所有單位在二〇〇九年使用於營養研究的經費，總額為十五億美元。九大公司中，每一家花在影響人們飲食上的經費，都超過了政府花費在研究其影響力所造成的後果的經費。

在推銷加工食品方面，有許多聰明又有效的策略，多到無法列舉，但我們在此簡單說明其中兩種：向兒童推銷，以及稱為「健康光環」(health halo)的策略。

對食品公司而言，兒童就是金礦。首先，兒童數量龐大，而其中有許多具備驚人的高消費力。二〇一五年，在美國有五千萬名年齡低於十一歲的兒童，估計消費力高達一兆兩千億美元，令人垂涎。除了自己的直接花費，兒童還能夠影響父母的購買決策。而這才只是剛開始而已。最大的好處在於兒童時期的飲食選擇偏好會一輩子跟著他們，甚至會傳給他們自己的孩子。現在兒童選擇的飲食，會塑造出國家未來的飲食，每家食品公司都想要分一大杯羹。

這解釋了為何食品公司花大錢推銷產品給兒童，其中一個管道是電視。電視廣告特別有效，原因之一出現在二〇〇四年美國心理學學會的報告中：幼兒沒有能力區分節目內容和廣告內容。吃著這些和那些富含糖、鹽與脂質的產品，會和吸引他們沉醉其中的娛樂幻想世界連結在一起。還有什麼比把產品包裝在兒童喜歡的幻想世界中效果更好的？

隨著看電視的時間減少，從事電腦活動（例如打電動）的時間增加，把廣告和娛樂內容之間那條界線模糊掉的舉動變得更為明目張膽。如今，垃圾食物的行銷人員積極的把自家產品融入遊戲中，所以食品已不再只和遊戲有關，它本身即為遊戲幻想世界中的元素。產品就是娛樂體驗的一部分——幻想也繞著食品進行。這是最為陰險狡詐的，因為遊戲設計者可以指揮兒童如何與產品世界互動，藉此讓兒童和產品打造出永久的正向連結，甚至和品牌建立起真正的情誼。這些所謂的「廣告遊戲」（advergame）是行銷人員夢寐以求的工具。正如同某位行銷專家所指出的，廣告遊戲讓公司能夠把品牌和「人們減壓或娛樂的活動連到一起，產生正面的品牌連結」。毫不意外，這種方式對銷售（和飲食）的影響力超過了較傳統的手段。

雖然難以直接評估某一個特定的廣告遊戲有多麼成功，不過連鎖漢堡店「飢餓傑克」（Hungry Jack's）在澳洲發表了自家版本的廣告遊戲後不到兩個星期，廣告公司的發言人就說：「大成功，下載次數超過百萬，而且收入增加了數百萬澳幣。」那相當於極為大量的漢堡、薯條和奶昔。

兒童特別容易受到這種策略的拉攏，因為在二十歲之前，大腦中控制受到誘惑時產生衝動的部位還沒有發育完全。成年人當然不會沒有衝動反應，但是他們更可能會去多想一下飲食決定對健康的長期影響，就算只有短短的一瞬間。食品行銷人員對此知之甚詳，也採取了相應的策略。

其中最諷刺的策略之一，是利用「健康光環」效應。隨著肥胖和營養相關疾病的增加，許多人越來越關心自己所吃的食物。食品工業界（也就是造成那些問題的公司）現在利用這種關心，使用各種影像、術語以及主張，讓加工食品和健康拉上關係。結果就是那些想要善待自己、給孩子吃正確食物的消費者，最後受到誘導而吃下更多一樣的東西：有害的加工食品。

行銷人員是怎麼辦到的？光是改變食物包裝顏色這樣看似無害的事情就能發揮效果。有一項研究指出，提供兩條完全相同的糖果棒，一個標籤是綠色，另一個是紅色，人們會認為綠色的比較健康。於是，在食品上標示每日營養指南（Guideline Daily Amounts）作為促進健康的宣傳時，糖果公司瑪氏食品（Mars Incorporated）在包裝正面選擇了用綠色來標註熱量含量，此事可能並非巧合。對於選擇綠色，公司的解釋是這種顏色「顯然是消費者的最愛」。康乃爾大學的公共關係研究員強納森・舒爾特（Jonathan Schuldt）推測，這種偏好可能反應了一個事實：綠色標籤或許讓消費者以一種比平常時候更健康的眼光看待糖果。

食物包裝上出現的文字或圖案，通常是要讓人聯想起健康幸福。澳洲一項研究分析了九四五種含糖飲料的包裝，探索其中和健康有關的視覺元素。儘管這些飲料含有大量糖分，且營養價值低，但是超過百分之八十七的包裝上具有描述這些產品有利健康的文字或圖像。絕大多數的圖案或說明提到水果，或是有「天然」、「純淨」、「原始」、「新鮮」、「真實」等常和優良食物有所關聯的字眼。其他的字眼明確指出與營養相關的內容（「無膽固醇」、「無加糖」、「營養豐富」），或是與健康相關的內容（「有利身體」、「健康」）。

許多研究指出，上述種種關聯能夠促進食品消費。舉例來說，明明就是同樣的商品，人們比較喜歡吃「水果軟糖」而不是「糖果軟糖」。另一個例子是早餐穀片標示含有「水果糖類」就會讓人覺得比起標示「糖」要來得健康。

在加工食品行銷中充滿這種文字遊戲。有些品牌的米在包裝上冠冕堂皇的宣稱「無膽固醇」，這是當然的，所有的米**全都**不含膽固醇。就好像有些糖果會標示「百分之九十九不含脂質」，讓我們忽略了這項產品含有大量糖分和人工添加物的事實。還有，「減量」（light或lite）這個詞幾乎可以代表任何意思，可以是減少了顏色、味道、脂質含量，甚至是口感更輕盈。而雜糧麵包往往和由精製麵粉製成的麵包差不多，只是加了一些種子和穀物，當然沒有更健康。這類例子不勝枚舉。對於消費者而言，唯一看似能確信的，就只有加工食品所傳遞出的訊息並非設計來提供資訊，而是設計來誤導和操控消費者。

當然了，我們可以依靠政府政策和法律幫助我們做出有利健康的飲食選擇吧？理論上是可以的。大部分的國家都立法禁止造成誤導的廣告，並且有相關的專業科學家組成委員會，提出目前可得的最佳資訊，制定國家飲食指南。但是實際上，連那些策略都沒有躲開食品工業界強大的影響力。

在這方面，食品工業界有一個優秀的學習對象：香菸產業。一九五四年，有越來越多證據指出抽菸會引起肺癌，菸草公司便聯合起來在全美二五八個城市的四八八家報紙上刊登廣告，標題是〈對全美吸菸者的坦誠說明〉（Frank Statement to American Smokers），目的是要安撫吸菸群眾。廣告中說：「雖然具有專業資格的醫生進行了實驗，但是那些結果並非塵埃落定。」、「最近幾年的醫學研究指出，肺癌的致病原因有許多種。」以及「我們相信我們製造的產品對健康無害。」好讓群眾相信「健康是我們企業的最高考量」，並且誓言要採取種種措施維護健康。

事實上，後續的研究發現〈對全美國吸菸者的坦誠說明〉是由公關公司所設計，目的是讓民眾懷疑科學證據，並且操控大眾對抽菸風險的認知。一如研究人員凱利．布朗奈爾（Kelly Brownell）和肯尼斯．華納（Kenneth Warner）所指出的：「這是一場顯而易見的騙局，是同心協力推動了長達半個世紀的運動的第一步，目的是誤導美國人對抽菸有重大危害的認知。」接下來的幾十年是用欺騙和計謀暗中顛覆科學研究、操縱政策，並且慢慢培養群眾對於菸葉產品安全方面的錯誤信心。這個策略是經由周密的計畫而達成，用美國食品藥物管理局前局長大衛．凱斯勒（David Kessler）的話來說：

> 在一九五〇年代和六〇年代，菸草業界的策略包括了由律師撰寫的劇本。每個出現在公眾眼前的菸草公司執行長都要反覆熟讀這套劇本，而且不可以違背。基本前提相當簡單：抽菸沒有受到證明會引起癌症。沒有證明、沒有證明、沒有證明——這套說詞要反覆且持續出現，讓人們的心中起疑，讓爭議出現，絕不要偏離預備好的計畫。這個計畫簡單又有效。

並非只有菸草產業界會對抗證據、刻意引起懷疑。二〇一二年，美國飲料協會（American Beverage Association）聲稱：「含糖飲料不會造成肥胖。」（見二〇一二年九月二十一日的《洛杉磯時報》）同年，可口可樂公司的資深執行長凱蒂・拜恩（Katie Bayne）更提出驚人的主張：「沒有科學證據把含糖飲料和肥胖連在一起。」（二〇一二年六月八日的《今日美國》）歷史學家娜歐蜜・歐蕾斯柯斯（Naomi Oreskes）和艾瑞克・康威（Erik Conway）在書名取得恰如其分的著作《販賣懷疑的人：從吸菸、DDT到全球暖化，一小群科學家如何掩蓋真相》（*The Merchants of Doubt*）中指出了「散播對科學的不信任」如何自成一項產業的過程。在對抗全球暖化、農藥危害以及其他人為禍害時，也可以見到同樣反對科學的運動。在許多狀況下，其中牽涉到的活動並不只是對科學證據表示懷疑，而是主動的操控科學證據。

這種方法並不新鮮。工業紀錄指出，在一九五四年，菸葉研究委員會（Tobacco Industry Research Committee）收到了糖類研究基金會（Sugar Research Foundation）研究主任羅伯特・霍克特（Robert Hockett）的一封信。他寫信是為了告訴菸商，自己打造了一個聰明的策略，他們可能會有興趣。他之前規畫讓醫學院、醫院和大學研究「證明在絕大部分指控中，糖類都是清白無辜的」。後來菸草業集團雇用了霍克特擔任助理科學主任。

由食品飲料業界直接資助的科學研究文章產出符合出資公司利益結論的可能性，是獨立研究的四到八倍。我們加入了由查爾斯·珀金斯中心的同事麗莎·貝羅（Lisa Bero）所領導的計畫，研究產業界對營養研究造成的影響。其中過程非常複雜，使得研究結果在數個階段中受到影響，包括研究中所提出的問題、設計研究的過程、進行研究的方式，以及結果（或部分結果）要發表在哪些期刊上。

讓人們對指出產品與健康不良有關的科學證據感到懷疑，要如何轉變成公司的利益呢？一個明顯的利益是不讓消費者的喜好改變。沒有人希望死於肺癌、糖尿病或是心臟病。

同樣重要的是，它能夠幫助公司對抗眼前的主要障礙，避開或破壞能夠有效削減他們商業利益的公共衛生政策和計畫。公司所使用的方法之一是政治遊說：產業群體會雇用代表人員，他們通常有在政府中工作的經驗，能夠接觸到決策者、嘗試影響食物相關政策往對產業有利的方向發展。讓人們懷疑對產業不利的科學結論，或是捏造有利的研究結果，他們基本上就是用這些方法成功的。根據報導，在二〇一五年，加工食品製造商花了三千兩百萬美元雇用遊說者。這筆錢花得很值得，付錢讓人遊說政府的手法對產業有神奇的效果。

舉例來說，把披薩歸到蔬菜類。那是在一九八一年開始的，當時為了要達到每日飲食指南的規定，同時減少學校午餐的預算，雷根政府堅決認為開胃小菜和番茄醬之類的佐料都應該要算在建議的蔬菜份量中。二〇一一年，在歐巴馬執政時期，農業部想要推翻這個決定。

垃圾食品業界認為這是危機，馬上就做出反應，花了五六〇萬元在遊說活動上。花最多錢的兩家公司跟學校簽訂了負責午餐中薯條和披薩的大合同。遊說結果很成功，國會通過法案，阻止農業部執行任何相關政策，以避免影響到把披薩上的番茄醬和薯條裡的馬鈴薯當成每日營養需求中蔬菜的地位。新聞界樂得嘲諷說國會把披薩歸類到蔬菜類。

還有更神奇的。有些人會說，「均衡飲食」的意義，指的是在人類健康與食品業商業利益之間的均衡。

美國農業部和衛生及公共服務部每五年就會考察飲食與健康關聯的科學證

據。那些機構根據證據，發布飲食指南，建議美國人如何能吃得均衡、吃得健康。當然其中某些食物要多吃，另一些食物要少吃。聽起來很單純，但其實不然。

不用多說，雖然科學帶來了一些挑戰，但是那些機構大致上能夠好好指出美國人應該多吃哪些食物，又該少吃哪些食物。毫不意外，應該「多吃」的食物包括了加工過程少的、來自植物的完整食物，例如水果、蔬菜、豆類、堅果、全穀物，以及來源包括蔬菜和魚類的有利健康的脂質。這些在指南中都寫得清清楚楚。例如在最新的指南（二〇一五年到二〇二〇年）中，六項代表「主要建議」、應該在飲食中增加的，都給了上述那類食物。

問題在於，肥胖和相關疾病不是哪些東西多吃就能夠預防得了，我們還需要知道哪些食物要少吃，指南顯然模糊以對。舉例來說，在二〇一五年到二〇二〇年的指南中，在「少吃」部分中就沒有哪一種食物有「主要建議」標示。所有與之相關的建議都和特定的營養成分有關：額外添加的糖、飽和脂肪、鹽分和酒精。這不算糟糕的建議：如果美國人能夠減少攝取那些營養成分，對健康自然大有益處。但是那也並非特別有用的建議，因為並沒有特別指出飲食中哪些食物應該減少，好去吃比較健康的種類。並不是科學本身對於這方面不清楚。美國人飲食中需要減少的是高度加工的工業食品，以及紅肉，特別是加工紅肉。

不只是在二〇一五年到二〇二〇年版的指南有這種「偏向多吃」的飲食建議，美國飲食指南在一九八〇年首度公布之後，一直都有這種傾向。我們認為這並非出自科學，而是政治。美國農業部如名稱所指，並非健康機構，主要的責任是監管美國的農產業界，包括促進農業發展；監督「商品代扣計畫」（commodity checkoff programs），這個計畫是用來促銷某些特定的農產品；管理補助金以確保某些大型農業下單一栽培的作物能夠獲利。其中之一是玉米，玉米是大型工業化牧場所用到的飼料，或是超級加工食品產業的原料。就如有一位記者所提到過的，讓負責美國農業的機構告訴美國人該吃哪些食物，就像是讓黃鼠狼來看守雞舍。

這樣就比較容易了解在飲食指南中為什麼一直出現哪些食物應該多吃，但是卻沒有見到哪些食物應該少吃。對於農業－食物複合產業來說，「多吃」才能符合商業利益，而「少吃」不能。如果美國農業部暫時忘記了，很快就會有人加以提醒，正如之前飲食金字塔計畫的徹底失敗那般。

一九八〇年代，農業部下轄的一個部門決定如果把根據營養研究設計的指南，改造為提出實際建議的圖表，讓人們知道哪些食物該吃多少，應該會大有裨益。這個團隊決定把圖表設計成金字塔的模樣。消費者研究指出，這樣的圖形最容易讓人清楚了解，位於比較寬的底部食物對飲食均衡而言最重要，位於頂部的食物比較不重要。每類食物旁有文字說明每天應該攝取的份量。

一九九一年二月，該小組經過數年研究，期間密集諮詢營養學家、在專門會議中發表簡報、還在農業部內部進行徹底詳盡的討論，金字塔圖表和相關報告終於可以付印，好在三月份發表。金字塔設計小組對於即將到來的發表活動自信滿滿，甚至還和許多媒體討論，有三十家出版商收到通知，確定要在自家出版的教科書中說明這座金字塔。

但是一如瑪莉安・奈索（Marion Nestle）教授在她的《美味的陷阱：驚爆誇大健康的食品謊言》（*Food Politics*）一書中所說，後來那些事情都沒有發生。三月，發表的日期到了又過了。四月，美國農業部宣布撤回金字塔，給的說法是金字塔需要進一步在低收入成年人和學生族群中進行檢測。後續的研究卻道出了不同的故事：金字塔被撤回，是因為肉類產業和酪農業抱怨他們在金字塔中所占的部位太少，而且就位於不該吃的「脂肪、油脂與甜食」之下。他們比較喜歡碗狀圖，各類食物占比較為接近。

又過了一年、再加上多花八十五萬五千美元的研究之後，金字塔終於發表了，但是已經和原始版本不同，而且也和低收入成年人與學生無關。建議每天食用的肉類與奶類從「二到三分」改為「至少二到三分」，同時用粗體字印刷。

就如同上面這個故事所呈現的，食品業界的力量如此強大，不只形塑了人類飲食環境的本質，也包括我們接收到的健康飲食建議。

現在我們要來看最後一個階段，那是在加工食品業界和菸業界奮力爭取市場時，有些公司會利用的冷酷手段：譴責受害者，把受害的責任從他們的產品轉移到消費者身上。

一九九六年，在發現了二手菸會引起癌症之後，有位女性公開詢問菸草及食品公司雷諾－納貝斯克（RJR Nabisco）的總裁查爾斯．哈潑（Charles Harper），是否要人們在自己的兒子與孫子身邊時抽菸。哈潑的回答是：「我不會冒犯任何人吸菸的權利，但是我不建議他們這樣做。」以及「如果孩子不喜歡菸霧瀰漫的房間，會離開的。」那位女士繼續指出，嬰兒無法離開房間。哈潑的反應是：「長大到某種程度就學會爬了，對吧？然後他們就會走路了。」後來哈潑說，他說了這種極度荒謬的話語，為的是要用誇張的手法凸顯父母在這個議題中扮演的重要角色。

二〇〇二年，類似的說法又出現了，當時全美餐飲協會的總裁史蒂芬・安德森（Steven Anderson）被問及餐廳在肥胖流行中所扮演的角色，他的回答是：「我們有電能用，並不代表你一定要電死自己。」

安德森這個說法當然沒有錯。但是我們應該要記得，每年全世界有一千一百萬人因為飲食相關疾病而喪命，其中沒有一個是刻意讓自己因吃進的食物而死的。還有另外一點：有嚴格的法律與規章規範用電安全，這些規章並不是由電器製造商所設計，而是關心大眾安危的獨立專家所議定。

我們為何會那麼擔憂超級加工食品進入了不丹山區和熱帶天堂島嶼利福島上的超級市場，現在可能就比較清楚了。加工食品的製造商具有強大的力量去執行計畫，滿足追求市場分額的無盡欲望。他們的效率無與倫比，現在美國人平均飲食中有百分之五十七是超級加工食品，有一半人口的飲食中，超級加工食品的占比甚至超過這個數字，有五分之一人口飲食中的超級加工食品占了百分之八十一。這種狀況的結果顯而易見：更多人生病、更多家庭痛苦、更多獲利。

那麼我們個人能如何應對？此時此刻，你能配備的是最強大的工具：警覺心。當你警覺到為何超級加工食品是那麼讓人垂涎，警覺到那些吸引人的訊息背後的意義，以及這類食物對於健康的影響，你就會比較了解要如何選擇飲食。在最後一章，我們將會更進一步說明，並提供實際的建議，讓你在目前險惡的食物環境中開出一條安全的道路。

首先，我們需要回顧生物學，好發現解開這個惡性循環謎團的最終線索。

第12章　重點回顧

1 大型跨國食品公司設計了精明的策略，確保自家生產的高利潤超級加工食品能夠大量販售並讓人吃下肚，公眾的健康不在它們的考量範圍之內。

2 那些策略包括了積極行銷，包括針對兒童的行銷，並且使用會造成誤導的標示說明產品有利健康，或是將健康風險隱藏起來。

3 他們也採用了菸草業之前發展出來的策略，包括扭曲指出產品危險性的科學證據，影響政府政策以及對公眾的健康建議，例如飲食指南。

4 要如何才能阻擋這些強大的影響？

CHAPTER

13

轉移蛋白質目標與肥胖惡性循環

Moving the Protein Target and a Vicious Cycle to Obesity

超級加工食品和飲料氾濫，使得現代食物環境中整體的蛋白質比例下降了。飲食中的纖維被移除，蛋白質被便宜又高熱量的脂質和碳水化合物所取代。結果是我們陷入了自身的蛋白質食慾所挖出的陷阱中，吃下比所需更多的熱量。人類的蛋白質食慾之所以會演化至此，是為了要幫助我們的祖先在當時的環境中得到最佳的營養組合，但是現在卻變成不利的條件。光是這點就夠糟糕的了。但是在這個悲傷的長篇故事中，最後的轉折讓情況變得更慘。

關於遍布全球的肥胖流行，還有些事情不對勁。如果肥胖流行真的就只是我們受騙吃了太多超級加工食品和飲料，體重的確會增加，但是接著，我們就會維持固定體重，因為比較大的身體會消耗比較多的能量，每多出一公斤會多消耗二十四大卡。也就是說，如果體重越重，燃燒的熱量會越多。

但是體重增加和肥胖的趨勢並未減緩或進入平穩的高原期。最近五十年來，不論體型胖瘦程度如何，人類的食量都大幅增加了，體重當然也跟著增加。某個東西驅使我們吃下比所需更多的熱量，不論任何體型都一樣，就算是腰圍變粗和身體質量指數（BMI）增加也不停歇。那個東西顯然就是蛋白質。比較大的身體不只需要比較多熱量，也需要比較多蛋白質。要解釋原因，就必須要來研究一下所謂「蛋白質轉換更新」（protein turnover）的科學。

本書一直提到，每個動物都有牠的蛋白質目標攝取量。這個攝取量高低取決於兩個因素，第一個是身體需要胺基酸作為製造肌肉、維持組織與身體其他功能之用。第二個因素是身體分解和失去蛋白質的速度。這就像是在會漏水的澡盆中裝水：漏失的蛋白質越多，就需要吃更多的蛋白質，才能夠維持一定的份量。

蛋白質由兩個途徑流失。第一個是身體開始分解肌肉組織，把胺基酸釋放到血液中。另一個是肝臟開始使用胺基酸，其中一些來自於肌肉的分解，另一些是腸道中的食物消化之後產生而進入血液。肝臟使用這些胺基酸並不是用來製造身體中的新蛋白質，而是用來製造作為能量的葡萄糖。

這兩者相加，看來是滿極端的過程，的確也是如此，通常在饑餓的狀況下會進行，那是因為身體主要的能量儲存在脂肪組織中，而只有肌肉和其他瘦肉組織才能夠儲存蛋白質。把這些蛋白質當成能量來源，是最後的手段，好比燃燒家具為屋子取暖，只有在柴火燒盡且快要凍死的時候才會那麼做。

一如你所預料，身體有個機制，在沒有絕對需要的狀況下是不會去燃燒家具的。胰島素這種激素便是代表不需要燃燒家具的訊息。胰島素能夠抑制肌肉中蛋白質的分解，阻止肝臟用胺基酸製造葡萄糖。這是個聰明的機制，胰島素會從胰臟分泌到血液中，是因為吃進食物之後血糖的濃度增加了。當胰島素釋放出來，身體便知道有吃東西、有葡萄糖可用，便不需要分解蛋白質與胺基酸。

不過就算是聰明的機制也可能發生嚴重的錯誤。當長期攝取過多熱量、體重上升時，身體組織對於胰島素的反應就慢慢變弱，產生了胰島素抗性，不理會這種訊號。結果胰臟需要釋放更多胰島素才能達到相同的效果，而這個過程開始導致了第二型糖尿病。不過還沒有發病之前，麻煩就已經出現。

當肌肉對於胰島素的反應減弱，就會分解蛋白質，讓更多胺基酸釋放出來。與此同時，肝臟也更傾向把胺基酸轉換成葡萄糖，這意味著需要吃更多蛋白質才能重建被分解掉的肌肉。回到澡盆的那個比喻，就是漏水的洞變大了。

現今我們就見到了結果。由於體重增加和胰島素抗性逐漸普遍，人群的蛋白質目標攝取量在幾乎不知不覺中提高，蛋白質食慾促使熱量攝取增加，結果就是身體質量指數一直變大。下一頁的表格是我們估計的蛋白質目標攝取量的理論值，從每天五十五公克到一百公克，其間的差異是四十五公克，相當於一八〇大卡。在飲食中，蛋白質份量如果占百分之十五，要讓蛋白質的攝取量增加四十五公克，就必須額外攝取一二〇〇大卡的熱量。蛋白質攝取量的小小變化能夠讓總攝取熱量產生很大的變化。在飲食中蛋白質占比低的狀況下，這種效應更顯巨大。舉例來說，如果每天飲食中蛋白質占比為百分之十二，從每天攝取五十五公克蛋白質要增加到攝取一百公克，攝取的總熱量會從一八三三大卡增加為三三三三大卡，多攝取了一五〇〇大卡。

現在你可以看出為什麼蛋白質目標攝取量的提高，再加上現代飲食中蛋白質占比少，會對全世界人類的腰圍造成毀滅性的影響了。

我們對於蛋白質需求量的變化不只由胰島素抗性造成，它從出生到老年都會變化，生活型態和其他一些因素也會影響。我們能夠計算出人類蛋白質目標攝取量的變化，並且評估對健康的影響嗎？藉助於和我們合作的小兒科醫師和營養學家，現在已經辦到了。

二〇一〇年九月，史蒂夫在澳洲伯斯（Perth）舉辦的小兒科內分泌會議上演講，之後馬上就有兩名聽眾熱心的想要討論可能的合作。雪梨北部新堡大學（University of Newcastle）的羅傑・史密斯（Roger Smith）教授對我們用黏菌所進行的研究很感興趣，想知道是否和

蛋白質目標攝取量（每日／克）	（每天）飲食中所含有的蛋白質比例不同時，需要達到蛋白質目標攝取量時所吃下的熱量。					
	10%	12%	15%	17%	20%	25%
55	2200	1833	1467	1294	1100	880
60	2400	2000	1600	1412	1200	960
65	2600	2167	1733	1529	1300	1040
70	2800	2333	1867	1647	1400	1120
75	3000	2500	2000	1765	1500	1200
80	3200	2667	2133	1882	1600	1280
85	3400	2833	2267	2000	1700	1360
90	3600	3000	2400	2118	1800	1440
95	3800	3167	2533	2235	1900	1520
100	4000	3333	2667	2353	2000	1600

自己研究的懷孕期間胎盤發育有關。他也想知道營養幾何學是否有助於解釋他對孕婦及其新生兒研究的結果。後面這個計畫很棒，而且相對於將黏菌和人類胎盤作比較，是個比較容易解答的問題。

另一位聽眾是來自墨爾本的小兒科醫生麥特・沙賓（Matt Sabin），他也帶來了有趣的類似題目。他問我們能否協助研究收集來的兒童和青少年資料，看看蛋白質槓桿能否解釋他們肥胖的原因？

經由羅傑的介紹，我們見到了一位博士班學生蜜雪兒・布魯菲爾德（Michelle Blumfield），以及她的指導教授、新堡大學的營養學家克萊爾・科林斯（Clare Collins）。她們告訴了我們所進行的「女性與其孩童健康」（Women and Their Children's Health）計畫，其中有一七九位孕婦加入了實驗。研究團隊記錄了母親的飲食與健康，接著記錄她們新生兒的身體組成，之後會追蹤新生兒的健康狀況四年。

我們一開始先提出兩個問題：能夠在母親身上看到蛋白質槓桿運作的證據嗎？她們的飲食對於新生兒身體組成有什麼影響？

母親的總攝取熱量（以及身體質量指數）隨著飲食中蛋白質所占比例的減少而增加，這點正如蛋白質槓桿理論所預測。當飲食中的蛋白質占比低於百分之十

六、脂質占比超過百分之四十時，效應特別顯著。

我們把新生兒的身體組成和母親的飲食繪製成關係圖後，有兩個模式浮現出來。首先，當孕婦飲食中的蛋白質占比低於百分之十六，嬰兒腹部脂肪的含量要明顯大於飲食中蛋白質占比較高的孕婦所生的孩子。第二，嬰兒肥最明顯（測量腿部）的孩子，是由飲食中的蛋白質占比在百分之十八到二十之間的孕婦所生出來的，這是相當狹窄的範圍。飲食中的蛋白質占比高於百分之二十，新生兒就變得比較瘦，這不是好現象。飲食中的蛋白質占比低於百分之十八，新生兒肚子就比較肥，而不是嬰兒肥。

在手臂和腿部的嬰兒肥，是新生兒健康的特徵，但如果是大量腹部脂肪就不好了。當那些孩子四歲，就更需要擔憂：有證據指出，懷孕期間飲食中蛋白質占比低的孕婦，生出的小孩四歲時血壓比較高。

蜜雪兒和克萊爾的研究資料所傳遞出來的訊息很明顯。在懷孕期間，如果飲食中的蛋白質占比在百分之十八到二十之間，同時加上健康的脂質和碳水化合物，會對自己和新生兒的健康都好。重要的是，懷孕期間如果飲食中的蛋白質占比在百分之十八到二十之間，配合低脂質比例（百分之三十）和高碳水化合物比例（百分之五十），微量營養素的攝取狀況是最好的。顯然，巨量營養素以這種比例混合，能讓孕婦吃到各種植物食物和動物食物，在此同時，就順便吃下了比例恰當的各種維生素和礦物質。

新生兒對於飲食幾乎沒有選擇權，最多就只能選左邊或右邊的乳頭。如果餵的是母乳，那麼飲食中的蛋白質含量會很低（約百分之七），碳水化合物占百分之五十五（主要是乳糖），脂質占百分之三十七。除了在饑荒時期，我們每個人都有過這種飲食。但是毫無疑問，在斷奶之前，那是最適合嬰兒的飲食組成比例。對所有的靈長類動物來說，這是出自於有趣的理由：我們的腦部很大，又過著複雜的社會生活，需要比較長的兒童時期，好學習成年後所需的所有知識。乳汁中的蛋白質含量低，能夠讓生長速度減緩，拉長兒童時期。

母乳之所以是最棒的，還有第二個理由：研究指出，吃配方奶粉生長的孩子，比起吃母乳的孩子更容易發胖。許多配方奶中的蛋白質占比要高過母乳。在新生兒的研究中，吃蛋白質占比高的配方奶（蛋白質占百分之十一而不是百分之七），也有相同的結果：在周歲中、學生時期，甚至包括到了約二十歲，都更加容易發胖。出於這個理由，現在配方奶大廠的產品中，蛋白質的占比都降低了。

但是為什麼高蛋白質飲食讓孩子之後容易發胖呢？這豈不是不符合我們之前的發現：蛋白質含量低的超級加工食品和肥胖有關聯？

沒有人知道真正的答案。我們認為可能是嬰兒時期攝取到非自然的高蛋白質飲食，讓嬰兒的蛋白質目標攝取量要比正常標準來得高。如果嬰兒的蛋白質目標攝取量太高，將來在吃到西方低蛋白質飲食的時候，就會攝取更多熱量，好達到目標。當然，前提是兒童的蛋白質槓桿和成年人的一樣強大。

沙賓、克利斯多夫・沙納（Christoph Saner）和他們在默多克兒童研究所（Murdoch Children's Research Institute）的團隊，收集了參與「澳洲兒童過重生物儲存庫」(Childhood Overweight BioRepository of Australia）中兒童與青少年的資料。我們協助他們分析資料，結果非常明確：兒童肥胖的程度和飲食中蛋白質的比例有明顯的關聯。飲食中的蛋白質占比降低，和熱量攝取增加與更大的身體質量指數有關。就如同我們在成年人的情況中所見，兒童和青少年中也有蛋白質槓桿。

還不只如此。為了能夠成長與維持體能活躍，兒童和青少年需要大量蛋白質與熱量。每個父母都知道要滿足孩子似乎沒有止盡的食慾有多困難。但是長時間坐在電腦螢幕或電視遊樂器前面，再加上大量食用低蛋白、高熱量的超級加工食品與飲料，會嚴重危害健康。如果嬰兒時期設定的蛋白質目標攝取量就高了，便會使問題雪上加霜。

到了二十歲，人們依然帶著之前生活留下的影響，同時又有了新的負擔。在二十歲到三十歲之間，體重上升的速度最快。離家獨立、發展事業、建立新關係，全都讓人難以維持健康飲食、充分的體能活動，以及規律的睡眠。在青少年時期之後，燃燒的能量比較少，也就是說，這時需要的脂質和碳水化合物比較少，但是蛋白質攝取目標量依然不變，會吃得比所需要的更多，造成肥胖。

在年輕的男性與女性中，肥胖對健康所造成的衝擊，甚至能夠影響發育中孩子的基因表現，並傳到後代。經由表觀遺傳標記（epigenetic mark），我們都帶著雙親生活形式的印痕，可能還有來自於祖父母的。現在我們很清楚，母親卵子中的標記會延續到胎兒身上，影響孩子的生物程序。不過有越來越多證據顯示，精子也可能帶了這種分子訊息，其中反映出父親的飲食，並且傳到受精卵，改變了未出世孩子的健康發展方向。這些表觀遺傳標記是否能夠影響新生兒的蛋白質攝取目標量，此事尚未確定，但如果可以，那麼影響就很明確。

在懷孕期間，母親的蛋白質目標攝取量會提高，以配合胎兒生長所需。在第二孕期和第三孕期中，科學家建議每天多攝取二十公克的蛋白質（相當於增加三分之一的份量）。能量的需求約增加三五〇大卡（相當於增加五分之一）。要達到這些較高的需求量，代表飲食中蛋白質的占比要提高一些，但是一些就已足夠，而且要注意不要攝取過多碳水化合物與脂質。

當人到中年，在四十歲到六十五歲之間，飲食中的蛋白質減少（百分之十到十五）、增加碳水化合物比例（但是要有益健康的碳水化合物）、稍微多一些健康的脂質，將有利於健康並延緩老化。健康的碳水化合物很重要，也就是要攝取大量纖維，減緩飢餓速度，增加飽足感，餵養微生物群系，同時顧好腸道健康。這樣的飲食中要有中等份量的瘦肉、禽肉、蛋、魚、乳製品與堅果、大量的蔬菜、水果、豆類和穀物、中等份量的健康油脂，例如橄欖油。

不過六十五歲之後，進入暮年，這時飲食中的蛋白質比例要比中年時期高才行，因為身體保留住蛋白質的效能降低，也就是澡盆的水漏得更快了。肌肉組織分解蛋白質、肝臟把胺基酸轉換成葡萄糖的傾向加強，是年長者肌肉減少的原因。飲食中蛋白質占百分之十八到二十，可能有助於額外的蛋白質需求，但也不會攝取到過多熱量。

有趣的是，我們在第八章提到的小鼠實驗中也見到完全相同的模式。同事阿拉斯泰爾・西尼爾（Alastair Senior）的研究指出，我們的小鼠在中年時期如果吃高蛋白、低碳水化合物飲食，死亡風險最高，但是到了非常老的時候，攝取大量蛋白質是有利健康的。

我們已經了解到從出生到死亡之間的蛋白質目標攝取量如何變化，以及它如何能夠在生命初期階段（包括未出生前）便設定好。之所以提到以上種種內容，是因為如果我們對蛋白質目標攝取量提高而導致肥胖的理解是正確的，便能夠解釋一些非常重要但是之前還不了解的事情，例如為什麼美洲原住民、澳洲原住民、托雷斯海峽群島原住民（Aboriginals and Torres Strait Islander）、紐西蘭毛利人、加拿大原住民等原住民人口特別容易因為飲食中有超級加工食品而變得肥胖。可能是因為他們之前傳統飲食中蛋白質的占比高，而卻在晚近受到改變。特別符合這個模式的是環極圈因努特人（Circumpolar Inuit）。在接觸典型西方飲食時，這些民族是所有人類族群中最容易變胖的。在近代歷史中，相較於其他民族，他們傳統飲食中的蛋白質占比最高，超過百分之三十。

我們躲不開的事實是：蛋白質目標攝取量越高，就得吃更多食物好達到目標。當食物中碳水化合物和油脂的占比高、纖維又少，那麼我們就會吃下更多熱量。如果多出來的熱量沒有消耗，體重就會增加，更容易產生胰島素抗性。一旦到了這個地步，就陷入了蛋白質食慾所驅動的惡性循環，在我們目前所身處的容易發胖的食物環境中，體重會持續增加。要如何才能跳脫這個惡性循環？

第13章　重點回顧

1 我們對於蛋白質和能量的需求會隨著生活型態改變，也會隨著年紀變化而改變。蛋白質目標攝取量可能在出生前就已經設定了，並且受到雙親生活型態的影響。

2 蛋白質目標攝取量越高，就要吃更多食物才能夠達成目標。飲食中纖維素含量少而能量高，代表了吃進了額外的熱量以達到蛋白質目標攝取量，這會讓人更容易變胖，並且產生胰島素抗性。

3 胰島素抗性使得身體流失蛋白質的速度增加，蛋白質目標攝取量進一步提升，推進了惡性循環：吃得過量、體重增加、產生第二型糖尿病、心臟病，以及相關健康問題。

4 要怎樣才能打破這個惡性循環？

CHAPTER

14

把教訓付諸實踐

Putting Lessons into Practice

愛因斯坦說：「每件事情應該要盡量簡單，但不可以過度簡單。」這是我們努力達成的研究方式：所有的心力都是為了要了解營養。

我們科學探索之旅的第一步，是研究蝗蟲的飲食，並且挑戰許多人所抱持的過度簡化觀念：動物只有一種食慾，驅動了所有飲食。我們理解了實際狀況更為複雜，並且為了掌握這種複雜性而發明新的概念，好解釋飲食的目的與方式，這個概念是「營養幾何學」。

但是這個幾何學對飲食有什麼幫助？我們用這個理論探索蝗蟲對不同營養成分的食慾，並且把各種食慾之間的關係具體描繪出來。最後，我們能夠指出在所有的食慾中，影響飲食最強（但並非唯一）的是蛋白質食慾。蝗蟲會盡可能得到

CHAPTER 14——把教訓付諸實踐
Putting Lessons into Practice

適當份量的蛋白質以維持健康的發育，不會太多也不會太少。

了解這件事情之後，後續研究的方向與本書的核心觀念之一也成形了：幾乎所有動物都具備的強烈蛋白質食慾，會影響動物對其他營養素攝取過量或不足，包括了碳水化合物與脂質。如果動物的蛋白質食慾沒有滿足，就會吃得過量。一旦動物攝取到足夠的蛋白質，食慾就不會驅動飲食行為。

我們對於營養的看法就是這麼簡單，但是沒有過度簡化。

現在我們準備好面對最大的挑戰了。這個觀點是否能夠幫助我們了解人類這個最複雜的物種為何在營養攝取上錯得離譜？適用於小塑膠盒中蝗蟲的同種觀念，是否也適用人類在面對無數食物時所選擇的種類與攝食的份量？

結果是可以的。我們造訪了高山與小島，前往沙漠與城市，研究黏菌與猴子、蟋蟀和大學生，發現到人類的營養特性並不比其他動物更為複雜。人類對蛋白質的食慾很強，大到決定我們會吃什麼以及吃下的份量。

但是人類的飲食環境出現了巨大的變化，特別是超級加工食品取代了傳統的完整食物，讓我們的飲食失去均衡，並吃下過多不健康的食品。現在全球出現的肥胖、糖尿病和心臟病危機，是人類食物內容改變所直接導致的結果。

我們應該要感謝那些小小蝗蟲讓我們對營養和飲食有不同的想法，並且投入整個研究生涯，用相同的方式研究其他動物，以及人類。

而這對你來說有什麼重要的？我們希望種種教訓能夠幫助你做出健康而合理的飲食選擇。我們彙整了重點，希望有所幫助。另外也準備了一些實際的例子，說明我們得到的教訓能夠應用的狀況。

我們知道的有：

1 對於蛋白質的特殊渴求是普遍的。這種食慾演化出來是要幫助所有動物達到營養攝取的目標。動物需要蛋白質時，就會想吃蛋白質。我們人類缺乏蛋白質時，就難以抗拒吮指舔舌的旨味。

2 蛋白質食慾會和其他食慾合作，包括對碳水化合物、脂質、鈉和鈣的食慾，讓動物得到健康均衡的飲食。

3 這個指引系統是在自然的飲食環境中演化出來的。在那樣的環境中，食物中所有的營養成分彼此之間都有可靠的比例關聯性，只要調整這五種營養成分的攝取量，自然就會得到均衡的飲食，其中含有幾十種有利健康的成分。

4 但是就算是在自然中，也會有某些食物稀缺的時候，這時可能無法得到均衡的飲食。在這類狀況下，各種食慾便會彼此競爭，而不是合作。

5 在人類和其他許多動物（但並非所有動物）中，蛋白質食慾勝出。對蛋白質的食慾決定了整個飲食模式。

6 如果食物環境中的蛋白質太少，我們會吃得更多，直到蛋白質食慾滿足為止。如果食物中蛋白質的占比要高過身體所需要的，那麼蛋白質食慾就會比較早滿足，吃下的熱量會比較少。

7 蛋白質不是越多越好，完全不是那回事。從酵母菌、果蠅、小鼠到猴子，都沒有演化出要過量攝取蛋白質的傾向，而這其來有自，主要是因為吃太多蛋白質所引發的生物程序會加速老化、縮短壽命。

8 工業化食品生產系統使得人類讓營養均衡的能力受到嚴重的損害，我們現在：

- 製造蛋白質含量低的食品，添加了糖、脂質、鹽和其他化合物，讓這些食品的味道好得不自然。

- 利用便宜與大量的超級加工碳水化合物與脂質，讓食品中的蛋白質比例降低。
- 攝取的纖維減少，讓食慾系統的剎車失效。纖維能夠提供飽足感並餵養腸道微生物。
- 超級加工食品侵略如火的行銷方式（包括對兒童），改變了全球的食物文化，讓超級加工食品成為標準食物。
- 肉類食品以無法永續的方式增加，好滿足全世界對肉類蛋白質的飢渴，造成了環境傷害。
- 大氣中二氧化碳的濃度增加，使得主要糧食作物中蛋白質的含量逐漸下降。

坦白說，這些重點讓人擔憂，代表了人類所改造的食物環境並不適合人類的營養特性。不過好消息是我們現在知道能夠順應人類的營養特質，好解決種種問題。

我們從瑪莉的故事開始說起。

瑪莉的故事：兩個結局

瑪莉四十五歲，有兩個十多歲的孩子，平常身體活動的程度適中，主要來自於忙碌的工作與家事，不過她是健身房的會員，盡量每個星期去上一次課。她擔心自己的體重增加，並且盡可能讓身體質量指數維持在二十五左右，醫療專業人員會把她歸類於「過重」，澳洲有三分之二的成年人都是如此。瑪莉身高一六四公分，體重六十四公斤，身體質量指數剛好就是二十五（身體質量指數的計算方式，是把以公斤計的體重，除以公尺計的身高平方，網路上有自動計算身體質量指數的網站）。

瑪莉的蛋白質目標攝取量是多少？有許多方式可以估計，我們用簡單的一種來計算。從她的年紀來說，健康的飲食熱量中蛋白質占比應該大約為百分之十五。透過哈里斯－班乃迪克方程式（Harris Benedict formula），可以相當準確的計算出瑪莉每天所需要的熱量，這個方程式能夠估計代謝率，是美國植物學家詹姆斯．哈里斯（James Harris）與化學家兼生理學家法蘭西斯．班乃迪克（Francis Benedict）在一九一九年所提出的。有許多網站都可以提供計算，只要把自己的體重、身高、性別、年紀，以及活動程度的數字輸入，方程式會計算出你所需熱量的合理估算值：你為了維持生活與體重每天應該攝取的熱量。

根據這個方程式，瑪莉每天需要一八八〇大卡。如果她每天攝取那麼多的熱量，體重不會增加也不會減少。

一八八〇大卡中的熱量，建議蛋白質占百分之十五，相當於二八二大卡。由於每公克蛋白質熱量為四大卡，換算下來為七〇．五公克（要準確），也就是整天的攝取量。瑪莉一天中還需要的一千六百大卡熱量來自於碳水化合物和脂質，這方面且按下不表。

七〇．五公克蛋白質是多少？相當於下列某一份量的食物：

三二〇公克煮好的瘦肉或是魚肉。

六八〇公克的優格或是鄉村乳酪（cottage cheese）。

二一〇〇毫升鮮奶。

八五〇公克煮好的菜豆、扁豆或鷹嘴豆。

十個雞蛋。

三七〇公克堅果。

或是一四〇〇公克甜甜圈和炸薯條。（你當真要吃那麼多嗎？）

以上那些食物當然含有蛋白質以外的營養成分，同時也含有碳水化合物、脂質、微量營養素和纖維。所以說，瑪莉在得到一天所需的七〇·五公克蛋白質時，所攝取的熱量會因為食物不同而有所差異。如果來自魚肉，那麼，她會攝取到五八〇大卡熱量。如果來自甜甜圈和炸薯條，就會有驚人的五五〇〇大卡。

因此，她在一天中需要攝取到七〇·五公克的蛋白質，而總熱量不超過一八八〇大卡。

在某幾個月中，這並不容易做到，因為日常的飲食習慣產生了變化，每週有幾天的晚餐要靠外帶解決。她的伴侶出差，無法分擔接送小孩、採買食物、烹煮正餐等家事。也有時候工作不順，必須每天穿過車陣到城的另一頭拜訪一位新客戶。回到家時還有一堆雜事要辦，這時真的不會想要下廚，冰箱裡面也沒有新鮮食物，因為已經五天沒有去超級市場了。

把披薩盒收拾好、包包整理完畢、明天會議的資料也打點妥當之後，瑪莉癱在電視前面喝紅酒，並且打開一包洋芋片。

她的飲食內容和居住環境雜亂，但是她古老而強大的蛋白質食慾依然要她吃下每天的目標攝取量七〇．五公克。她的飲食中，蛋白質含量需要占百分之十五，但是額外的碳水化合物和脂質把蛋白質的占比拉低到百分之十三。兩個百分點看起來好像沒什麼不同，真的嗎？我們來算一下。

瑪莉每天需要一八八〇大卡熱量，其中有百分之十五來自蛋白質，這樣才能夠維持目前的體重。

如果蛋白質含量為百分之十三，那麼要吃二一七〇大卡才足夠維持相同的蛋白質目標攝取量，也就是說依照現在的體重來判斷，多攝取了二九〇大卡。

我們來看這個數字：二九〇大卡相當於兩罐汽水或是一條巧克力棒，或是一包洋芋片。這聽起來還是沒多少，但是除非瑪莉消耗掉這些額外的熱量，否則體重就會增加。如果她的飲食中蛋白質占比一直維持在百分之十三，兩年中，她的體重會增加十二公斤，使她變成七十六公斤重，身體質量指數增加為三十，屬於肥胖的範疇。

接下來呢？

結局一

瑪莉的體重緩慢但穩定上升，到了七十六公斤時，在比較高的體重下，需要每天額外攝取二九〇大卡的熱量才足以維持。這是因為比較大的身體需要比較多的燃料。你可能會認為，她不會再變胖了，但是你錯了。之前的內容已經提到過，澡盆漏水效應會讓瑪莉並無法只維持比原來多十二公斤的體重，蛋白質食慾的增加讓她陷入了惡性循環，幾乎可以肯定她會變得更胖。

在這個惡性循環中，瑪莉的蛋白質目標攝取量增加了，對於這種營養成分的食慾驅使她持續飲食過量。由於所有飲食中都有高度加工食品和飲料，她攝取的纖維比較少，代表瑪莉的食慾剎車沒用處，她的腸道微生物會注意到缺乏維生素，接著開始引發一些不良效應，例如便祕和腸道蠕動異常。

有鑑於瑪莉的體重增加，她現在每天需要七十六公克蛋白質，和之前所需的七十・五公克相比，雖然只增加了五・五公克，也就是一個雞蛋的份量，聽起來不多，但帶來的結果卻很可怕。

在蛋白質占比為百分之十三的飲食中，瑪莉現在每天需要吃下二三四〇大卡才能夠得到所需的七十六公克蛋白質。這時額外攝取的是一六八大卡，不久之後，她的體重將會增加到八十三公斤，換算下來，身體質量指數為三十二·四。這還沒完。瑪莉的蛋白質目標攝取量會因為胰島素抗性而進一步提高，讓她產生更嚴重的健康問題，包括第二型糖尿病。

結局二

瑪莉在體重開始增加時及時踩了剎車，現在只需要維持飲食裡的蛋白質占百分之十五，遠離吃垃圾食物的習慣，多吃點纖維，其他交給蛋白質食慾就好了。

這裡的重點有點違背直覺：瑪莉並不需要吃更多富含蛋白質的食物就能夠達到目標。只要少吃二九〇大卡的碳水化合物和脂質，飲食中的蛋白質比例自然會從百分之十三增加到有益健康的百分之十五。她會攝取到七十·五公克的蛋白質目標量，吃下的熱量會比較少，體重會降回到原來的六十四公斤。坐在沙發上時不要吃洋芋片就可以辦到了，少喝兩罐汽水或是一條巧克力棒也可以。多吃一些水果和蔬菜、豆類或是全穀物就能夠解決纖維攝取不足的問題，同時還可以多攝取到必須的微量營養素和有益健康的植物化學成分（phytochemical）。（全穀物是穀物作物如小麥、黑麥、燕麥、大麥、粟米、稻米的完整種子。精製穀物只含有種子中富含澱粉的部位，具有纖維的糠皮和營養豐富的種胚都去除了。）

如果瑪莉更努力，少吃相當於五一〇大卡的碳水化合物和脂質，飲食中的蛋白質占比會提高到百分十七，如此一來，只要攝取一六六〇大卡就能夠攝取到足夠的蛋白質，這比要維持目前六十六公斤所需的熱量還少了約一五〇大卡。要辦到這一點，她需要少吃兩樣她喜歡的食物：一包洋芋片、一根巧克力棒、兩罐汽水，或是一杯酒。還是一樣，她並不需要多吃蛋白質，目標量一樣是七十．五公克，所以重點是瑪莉需要吃多少其他熱量才能達到這個目標。

我們也不要忘記了，她也可能增加體能活動量，燃燒掉額外的熱量，同時促進整體健康。

瑪莉就是一般生活在已開發國家的中年女性或男性。我們每個人都有類似的狀況，她的解決方案也適用於我們。

當瑪莉年過六十五歲，進入老年，她需要多吃一點蛋白質，大約每天多二十五公克，相當於飲食中蛋白質占比為百分之二十，原因之前已經解釋過：年老時蛋白質流失得更快，瑪莉得多吃一點，否則肌肉會流失。

馬修的故事

馬修二十五歲，在一年前完成大學學業後就從家裡搬出來，在一個新的城市中找到了全職的辦公室工作。工作時間很長，幾乎每個晚上都加班。他本來就不擅長烹飪，外送方便多了。他高中時期是優秀的足球員，受到嚴格訓練，好讓身體強壯。在這三年中，他從皮包骨的竹竿身材變成體重八十五公斤的肌肉少年。那時他在冰箱中塞滿了混合蛋白質飲料、雞蛋和雞胸肉，讓父母抓狂，不過那已經是過去式了。他的足球時代已經結束，密集訓練不再。

馬修在當運動員時，每天要吃大約一三五公克蛋白質，這是製造並維持大量肌肉所必須的。因為高強度的身體運動，他每天消耗的熱量高達三五五〇大卡。現在他坐在電腦桌前工作，每天只消耗二五五〇大卡。在不踢足球與缺乏重量訓練的狀況下，他的肌肉開始縮小，因為肌肉就是用進廢退——但是依然透過他的蛋白質食慾來滿足需求。

馬修在運動員生涯結束時，如果飲食中的蛋白質占比為百分之十五，那麼蛋白質和能量的攝取是平衡的（吃一百三十五公克的蛋白質時，換算為飲食份量，就等於吃下了三六〇〇大卡）。

但問題是現在他一天需要的熱量少了一千大卡，飲食中蛋白質占了百分之十五，相當於一天要吃到九十五公克蛋白質。由於之前大量運動，他的蛋白質目標攝取量依然高，在目前的狀況下無法滿足，迫使他要一直吃東西。

蛋白質目標攝取量需要一段時間才能重新設定得比較低，好符合目前比較靜態的生活型態。我們並不知道需要多久，這方面的科學研究尚未完成，但是在此之前，從馬修的腰圍已經看得出來，在運動員時代調高的蛋白質目標攝取量使得他多吃的額外熱量累積起來了。馬修的狀況將會和許多健壯的年輕人在二十多歲到三十多歲時的情況相同，慢性健康問題的種子在此時埋下，並於四十多歲到五十多歲時萌發。

馬修該怎麼辦？為了避免體重上升，他攝取的熱量要限制在二五五〇大卡，同時也要滿足龐大的蛋白質食慾：每天的目標攝取量是超過他真正所需的一三五公克。要完成這個目標，只需要把飲食中的蛋白質占比從百分之十五提高到二十一即可，這樣他就能夠達到蛋白質目標攝取量（一三五公克），而且也得到足夠的熱量（二五五〇大卡）。少吃超級加工食品，並且多吃纖維，飲食中的蛋白質占比就能夠輕鬆提升到百分之二十一，每天飲食中增加富含蛋白質食物的比例也能多攝取到二十到三十公克蛋白質，有助於達成目標。

就是這麼簡單。

在人類這個物種存在的時間裡，需要減少體重這件事幾乎都不可能發生，但現在卻是許多人共同的目標。讓體重減少已經夠困難的了，而維持比較輕的體重又更困難。溜溜球效應（yo-yo effect）超常見，依照流行的飲食方式減輕體重，之後又回復到原來的體重，或是更糟糕：變得更重。

減重產業的商業模式就是這麼可怕，人類的生物特性加上現代的食物環境，讓體重減輕幾乎不可能發生。

但是如同瑪莉和馬修的例子，如果借助蛋白質槓桿的力量就有幫助。從大規模的臨床試驗中得到了證據，例如歐洲的「飲食肥胖與基因」（DIOGENES）計畫中，如果飲食中的蛋白質占比高（百分之二十五）且含有大量有利健康、消化速度慢的碳水化合物，這樣的低熱量飲食執行一段時間後，便能讓體重減輕（在這項研究中是每天八百大卡，持續八個星期）。

但是外行人常見的誤解是去找出高蛋白質飲食的健康利益，而且認為是由蛋白質造成的。其中錯誤的邏輯如下：因為高蛋白質飲食而體重減輕，體重減輕而身體比較健康，因此是蛋白質增進了身體健康。但是蛋白質並非治療糖尿病、心臟病和其他肥胖相關疾病的藥物。我們現在知道，進行蛋白質占比高的飲食只是讓人攝取的總熱量減低，這才是對健康有益的。

但是現在減重的風尚卻認為「如果吃蛋白質是好的，那就要多吃一點」。這是另一個常見的邏輯錯誤：任何好東西就要越多越好，而不是適當份量就好。鹽、水、維生素等許許多多的成分都有益健康，但是如果攝取太多都會有毒性。蛋白質也是如此，當然，碳水化合物與脂質也不例外。

蛋白質飲食哲學已經流行了一陣子，推波助瀾的是羅伯特·阿特金斯（Robert Atkins）的研究，他建議以低碳水化合物、高脂質與高蛋白質的飲食來達到減重目的。他是對的，現在我們知道了原因，因為進行這樣的飲食，你會因為集中滿足蛋白質食慾，而使得食量減少。從阿特金斯之後，就有各種古代飲食、生酮飲食、肉類飲食、低碳水化合物飲食，甚至是無碳水化合物飲食（只吃肉、魚、蛋、奶油，可能外加一點纖維），好輕鬆達到控制體重、維持身體強健的目的。

那些飲食法都可以讓體重減輕，沒有問題。除了滿足了強大的蛋白質食慾，低碳水化合物的生酮飲食法（每天攝取的碳水化合物低於二十公克，相當於一個蘋果的份量）使得身體不以葡萄糖，而是以脂肪分解後的產物酮類作為主要能量來源。在蛋白質攝取量維持中等時，酮類似乎也有助於抑制熱量攝取。

低蛋白質（百分之九）、非常高的脂質（百分之九十）的酮類飲食是治療某些症狀的方法，例如兒童的癲癇。非常低的碳水化合物、低熱量飲食也有助於改變第二型糖尿病的症狀。但是這些飲食法都不適合做為絕大部分人們的日常飲食。就算某些比較沒那麼極端的低碳水化合物、高脂質飲食比較容易遵守，絕大多數的人還是很快就會恢復成各種巨量營養素比例比較均衡的飲食。

原因很簡單。如果你的飲食中幾乎沒有碳水化合物，就會激發碳水化合物食慾，這時你會覺得含有大量澱粉的食物和甜食最好吃。只要不吃澱粉幾天就可以體會到了。如果你的飲食中蛋白質也很少，那麼對蛋白質和碳水化合物的渴望就會同時發作，並且再也不想見到脂質，因為你對脂質的食慾讓你知道不要再吃脂質了。各種食慾只是在發揮出它們演化出來的功能：盡力讓你得到均衡的飲食。

如果持續對抗原始的衝動，持續低碳水化合物飲食（或是其他極端的飲食），身體最後會適應。在飲食方面，人類是非常有彈性的生物，不論看來是多麼糟糕的飲食內容，例如傳統因努特飲食（基本上就是魚、肉和動物油脂）、肯亞的馬賽族（乳汁和血），或沖繩傳統飲食（以番薯為基礎的低蛋白質飲食），我們都能夠適應，這是人類這個物種能成功的特點。

不過這也有缺點，選擇營養時受到的限制越多，代謝彈性減少的風險就越大，同時也難以轉移到其他不同的飲食模式。因為人類的生物特性是演化來在不同的季節時面對各種不同的食物、整個晚上不吃東西、能夠吃大餐也能夠耐飢餓。人類的生理就像是運動員，需要伸展肌肉和肌腱，才能夠保持彈性，好面對各種挑戰。除非保持生理上的「伸展狀態」，否則我們會漸漸失去享用各種有利於健康的飲食的能力。

現在我們不會懷疑，如果體重過重，減輕體重對身體健康和壽命延長有利，特別是當你過重時若還帶有糖尿病與心血管疾病的跡象。對所有與肥胖相關的不良指標來說，減重帶來的改善是非常巨大的。

但是我們也知道長壽的分子機制，高蛋白質、低碳水化合物、低脂質飲食也可能會造成危害。我們對昆蟲與小鼠所進行的實驗，以及世界各地其他科學家的研究都指出，那樣的飲食方式會激發古老又普遍的生物化學途徑，刺激生長與生殖，在此同時，也會關閉修復和維持身體以達到健康長壽的生物途徑。

有證據指出人類實際上也會遭受到同樣的風險嗎？這方面的證據越來越多，但是還沒有實驗進行得夠久，能夠確認此事。原因顯而易見，我們不能對人類營養運作進行嚴格控制的終身實驗，如同之前對昆蟲與齧齒類動物進行的實驗那般。人類短時期的營養實驗或營養調查所得到的結果，要解釋起來，充滿困難。和自己不同飲食陣營的反對者往往會對結論提出異議，那些陣營總是關注某一種營養成分，通常爭執的是比較脂質和碳水化合物兩者的角色關係。

不過在壽命和生長方面，人類與酵母菌、蠕蟲、果蠅、小鼠及猴子有共通的基本分子生物學特性，這讓我們提出一個問題：長期進行高蛋白質、低碳水化合物飲食會使得動物壽命減短，而人類屬於罕見例外的機率有多高？我們認為相當低，幾乎沒有可能，特別是你要想想，地球上最長壽、最健康的人類族群吃的都是低蛋白質、高碳水化合物完整食物的飲食。

最後的回家作業：配合動物本質的飲食

瑪莉和馬修的例子有助於把本書中的一些訊息實際應用出來，那些教訓是從黏菌到狒狒、從蝗蟲到吃同類的蠡斯、從果蠅到小鼠、貓及靈長類身上學到的。牠們和人類一樣，經歷過精彩的演化旅程。人類改變了世界，好滿足自古以來就有的內心慾望：美味、便利又便宜的食物，但是卻導致了悲慘的後果。我們需要重新主導營養攝取，並且配合人類的生物特性，而不是想著要超越。

我們提出一些你可以用於控制食物環境並讓食慾幫助你的要點來為本書結尾。那不是生活方式的指南，而是從我們研究出的科學證據所得到的啟發。是一份通往健康與美味飲食的地圖。

1 用三個步驟估計自己的蛋白質目標攝取量：

步驟一：根據自己的年齡、性別和體能活動程度，計算出每天需要多少熱量。許多網路都有以哈里斯－班乃迪克方程式計算的服務可以使用。

步驟二：估計在這個熱量攝取量下，蛋白質所占的比例應該是多少（也就是應該要攝取的量），請參考下面的占比值：

兒童與青少年：百分之十五

年輕成年人（十八—三十歲）：百分之十八

成年人（三十多歲）：百分之十七

中年人（四十—六十五歲）：百分之十五

老年人（六十五歲以上）：百分之二十

步驟三：計算出來的數字要除以四，就是每天需要吃的蛋白質份量，因為每公克蛋白質會產生四大卡的熱量。

2 避免超級加工食品。家中別放超級加工食品，如果家裡有，你就會吃。超級加工食品是難以抗拒的，它們是全球慢性疾病危機的頭號元凶，扭曲了營養和食慾之間的交互作用。要如何辨認超級加工食品，用蒙泰羅自己說過的話：

辨認超級加工食品的實際方式，就是看看成分表中是否至少有一種具備了

NOVA超級加工食品特性的成分，也就是說，是不曾或鮮少在廚房中使用的成分，例如高果糖玉米糖漿、氫化油、酯交換油（interesterified oil）、水解蛋白等，或是設計來讓產物可口美觀的食物添加物，例如人工香料、香味促進劑、色素、乳化劑、乳化鹽、甜味劑、增稠劑、消沫劑，以及用於增量、填充二氧化碳、產生泡沫、凝固和光亮的成分。

3 選擇來自各種動物（禽類、獸類、魚類、蛋與乳製品）和植物（種子、堅果與豆類）的高蛋白質食物，讓蛋白質攝取量達到目標，同時確保胺基酸的種類均衡，這樣一來，蛋白質食慾能夠更容易滿足。如果你是素食者，那很好，這時你更需要增加攝取食物的種類，因為單一植物的蛋白質所含的胺基酸比例通常不如動物蛋白質那麼均衡。

為了讓你更清楚要如何達到自己的蛋白質攝取目標量，我們在珀金斯研究中心的營養學家阿曼達・葛瑞契提供了下面幾份食物成分表，其中標明了各種食物的蛋白質、脂質、碳水化合物、熱量、飽和脂肪酸和鈉的含量。

百公克所含有的平均營養組成

食物大類	(n)	蛋白質占比*	熱量占比^	熱量（大卡）	蛋白質（公克）	蛋白質（所占熱量百分比）	碳水化合物（公克）	膳食纖維（公克）	總脂質量（公克）	總飽和脂肪酸量（公克）	鈉含量（毫克）
牛奶、優格、乳酪，以及其他乳製品	14784	12.9	10.9	89.2	4.0	17.8	8.7	0.2	4.4	2.4	96.3
紅肉、雞肉與海鮮	12142	40.4	18.3	194.9	16.2	33.2	8.8	0.6	10.3	3.1	515.0
蛋	2036	4.1	2.4	185.4	12.1	26.1	3.3	0.1	13.5	4.3	433.8
豆類、堅果和種子	3183	4.0	3.7	231.2	9.5	16.4	21.6	5.5	13.1	2.2	344.3
麵包、穀物、糕點、餅乾、米、穀片、義大利麵／米／玉米製成的餐點	25213	30.6	38.9	230.2	6.8	11.9	32.2	2.2	8.4	2.8	396.3
水果	9766	1.4	4.8	56.8	0.6	4.3	13.5	1.3	0.5	0.1	4.6
蔬菜	15424	4.0	7.1	106.4	2.3	8.5	14.7	2.0	4.8	1.1	257.9
調味品、甜點、酒精飲料與非酒精飲料	3182	2.5	12.5	14.6	0.1	3.0	2.8	0.0	0.1	0.0	6.6
總量	**120433**	100.0	100.0								

* 每群食物在美國飲食中所提供的蛋白質占比

^ 每群食物在美國飲食中所提供的熱量占比

(n) 受試者在報告中提到這群食物的次數

%E 蛋白質所占熱量百分比

二〇一五年到二〇一六年間，美國全國健康及營養普查（NHANES）中參與者報告的食物類群與部分種類百公克中的平均營養成分

		每百公克所含營養成分							
食物類群與種類	(n)	熱量（大卡）	蛋白質（公克）	蛋白質（所占熱量百分比）	碳水化合物（公克）	膳食纖維（公克）	總脂質量（公克）	總飽和脂肪酸量（公克）	鈉含量（毫克）
乳製品與餐點	14784	89.2	4.0	17.8	8.7	0.2	4.4	2.4	96.3
一牛奶	4822	51.9	3.3	25.1	4.8	0.0	2.2	1.3	45
一全脂草莓牛奶	19	81.3	3.0	14.6	10.6	0.0	3.1	1.7	43
一無脂無糖希臘優格	11	59.0	10.2	69.1	3.6	0.0	0.4	0.1	36
一全脂水果風味優格	26	86.9	3.1	14.3	12.4	0.1	2.9	1.8	44
一濃鮮奶油	5	340.0	2.8	3.3	2.7	0.0	36.1	23.0	26
乳酪	1580	362.2	24.0	26.5	4.1	0.0	27.7	16.3	744
一布里乳酪	11	332.3	20.8	25.0	0.4	0.0	27.7	17.4	631
一切達乳酪	465	404.8	22.9	22.6	3.1	0.0	33.3	18.9	653
一加工／美國乳酪	861	297.5	15.9	21.4	8.7	0.0	22.3	12.7	1253
冰淇淋	1157	215.3	3.7	6.9	26.1	0.7	10.9	6.3	84
一有厚巧克力外殼的濃巧克力冰淇淋	4	302.8	5.6	7.4	11.9	1.1	25.8	15.9	56
獸肉、雞肉與海鮮及相關料理	12142	194.9	16.2	33.2	8.8	0.6	10.3	3.1	515
牛肉	933	225.2	27.7	49.3	0.9	0.1	11.7	4.6	431
一牛肉、烤肉、不吃肥肉部分	35	149.8	29.1	77.8	0.0	0.0	3.7	1.4	417

一豬肉，吃肥肉部分	18	211.3	27.7	52.4	0.0	0.0	10.5	3.3	514
加工肉類——各式香腸、熱狗	1984	218.7	16.2	29.6	2.4	0.0	15.8	5.4	970
雞肉	2678	229.6	21.6	37.6	7.0	0.4	12.5	2.8	507
一雞胸肉，炙烤不含皮	63	175.6	29.6	67.5	0.0	0.0	5.5	1.0	353
一雞塊，裹外皮油炸，速食	32	292.8	16.2	22.2	12.9	0.4	19.6	4.6	748
魚肉	261	178.2	21.4	48.1	4.0	0.2	8.1	1.9	467
肉類漢堡與三明治	1525	262.0	13.3	20.3	22.0	1.2	13.3	4.8	568
一起司漢堡	57	270.3	13.5	20.0	25.5	1.9	12.9	5.8	628
一全麥雞肉三明治，白麵包製作，含生菜	3	203.5	16.2	31.8	19.6	3.0	7.0	1.3	364
雞蛋與雞蛋料理	**2036**	185.4	12.1	26.1	3.3	0.1	13.5	4.3	434
雞蛋、全蛋、蛋黃或蛋白	863	184.4	13.2	28.5	0.9	0.0	13.8	4.3	442
豆類、堅果和種子與相關料理	**3183**	231.2	9.5	16.4	21.6	5.5	13.1	2.2	344
豆類與豆類料理	411	166.8	8.4	20.3	23.6	8.1	4.7	0.7	228
一煮好的青仁黑豆	8	133.6	8.9	26.6	24.3	10.1	0.4	0.1	348
乾豆與乾豆類料理	110	193.3	9.1	18.9	24.9	7.5	6.9	1.1	252
一煮好的小扁豆	20	115.5	9.0	31.1	20.0	7.9	0.4	0.1	196
種子	23	576.3	19.1	13.3	23.8	11.0	49.2	5.2	462
堅果	744	598.3	18.8	12.6	22.0	8.2	52.9	7.1	175
花生醬	308	580.4	21.5	14.8	23.0	5.1	49.0	9.7	431

		每百公克所含營養成分							
食物類群與種類	(n)	熱量 （大卡）	蛋白質 （公克）	蛋白質 （所占熱量百分比）	碳水化合物 （公克）	膳食纖維 （公克）	總脂質量 （公克）	總飽和脂肪酸量 （公克）	鈉含量 （毫克）
穀物和穀物食品與料理	**25213**	230.2	6.8	11.9	32.2	2.2	8.4	2.8	396
麵包，從白麵包到全麥麵包等	1401	270.7	11.0	16.3	47.0	5.1	4.4	0.9	472
麵包、可頌、貝果、英式瑪芬麵包、麵包捲	2985	303.8	9.1	12.0	50.6	2.4	7.0	2.2	494
烹煮好的藜麥	19	119.9	4.4	14.6	21.2	2.8	1.9	0.2	163
烹煮好的義大利麵	17	148.2	6.0	16.1	29.9	3.9	1.7	0.2	235
水煮白米	570	129.2	2.7	8.3	28.0	0.4	0.3	0.1	245.3
水煮糙米	110	122.4	2.7	8.9	25.4	1.6	1.0	0.3	202.2
早餐穀片	2345	374.8	7.7	8.2	80.8	6.3	4.3	1.0	436
一水果風味穀片	122	375.8	5.3	5.6	88.0	9.3	13.4	1.8	470
一全穀穀片	2	258.9	13.1	20.3	74.2	29.3	4.9	1.1	258
披薩，含有乳酪，屬於速食	3	266.3	11.4	17.1	33.3	2.3	9.7	4.5	598
墨西哥乳酪玉米片，含有乳酪、肉類與酸奶油	5	215.5	6.3	11.7	20.1	3.4	12.6	3.1	323
搭配番茄醬與海鮮的全麥義大利麵	4	108.0	5.7	21.0	18.8	2.8	1.7	0.2	217
穀物做成的零食（例如爆米花、玉米片）	2220	497.6	7.8	6.2	62.2	5.2	24.8	5.7	714
蛋糕	681	367.5	3.9	4.2	51.2	1.2	17.3	5.1	341

餅乾	2020	462.0	5.3	4.6	67.4	2.2	20.1	7.0	340
烘焙早點	528	407.2	5.3	5.2	53.0	1.8	19.6	7.6	358
水果製品與料理	9766	56.8	0.6	4.3	13.5	1.3	0.5	0.1	5
新鮮水果	5692	67.3	0.8	4.6	15.1	2.3	1.2	0.2	8
果汁	1316	49.0	0.2	1.9	12.0	0.3	0.1	0.0	5
果乾	249	301.6	2.2	2.9	75.8	5.2	2.4	1.5	10
蔬菜製品與料理	**15424**	106.4	2.3	8.5	14.7	2.0	4.8	1.1	258
炸薯條	3947	313.9	3.9	5.0	37.2	2.9	17.6	2.9	360
水煮馬鈴薯	9	92.6	2.5	10.8	21.1	2.2	0.1	0.0	164.5
水煮番薯	6	94.8	2.1	8.9	21.8	3.5	0.1	0.1	182.2
生胡蘿蔔	454	40.4	0.9	9.2	9.6	2.8	0.2	0.0	68.7
深色葉菜類	554	31.2	2.6	33.8	4.5	2.7	1.0	0.2	141
四季豆等	10	30.8	1.8	23.8	7.0	2.7	0.2	0.1	6.3
生番茄	1037	17.9	0.9	19.7	3.9	1.2	0.2	0.0	5
糖果糕點等	2219	441.2	3.7	3.3	77.2	1.5	13.8	7.4	119
無酒精飲料	4129	33.7	0.0	0.4	8.4	0.0	0.1	0.0	7
葡萄酒／啤酒／烈酒	1385	81.4	0.2	1.2	3.9	0.0	0.1	0.0	12

^　美國農業部的營養組成資料庫參考標準（Standard Reference, SR），以及國家營養標準參考數據庫（FNDDS）

(n)　受試者在報告中提到這群食物的次數

%E　蛋白質所占熱量百分比

*　美國全國健康及營養普查（NHANES）研究的是美國成年人與兒童的健康與營養狀況，為持續性計畫，每年會包含約五千位成人與兒童。二〇一五年到二〇一六年收集資料期間，在全美三十個不同地區隨機挑選了一萬五三二七人納入調查，其中有九九七一人提供了飲食資訊。

4 人類的生理特性演化出來的那段期間，飲食中的纖維含量很多，我們現在需要纖維來協助食慾，以控制飲食。攝取大量綠色葉菜類、非澱粉蔬菜、水果、種子與全穀物，能夠在不增加熱量攝取量的同時得到纖維，讓食慾剎車重新啟動。種子和各種豆類（包括皇帝豆、腰豆、鷹嘴豆、黑眼豆和扁豆等）也能夠提供纖維、蛋白質和健康的碳水化合物，除此之外，還能同時攝取到維生素和礦物質，減少對於健康補充劑的需求。

5 不要老是想著計算熱量。先讓飲食正常，蛋白質食慾自然就會控制熱量的攝取。高蛋白質食物搭配上大量蔬菜、水果、豆類和全穀物（這些都含有有益健康的碳水化合物與脂質），可以同時滿足三種主要巨量營養素的食慾。

6 減少加入食物中的糖和鹽，加入的脂質要選擇有利健康的，例如初搾橄欖油。

7 以上作為只能約略滿足你的蛋白質目標攝取量和所有的熱量需求，這只是開始，你要調整攝取量，直到覺得自己能夠控制食慾為止：在用餐時間會餓，

食慾科學的祕密，蛋白質知道

在每餐之間有飽足感。

8 注意自己的食慾。問自己：「我在想吃鹹鮮的食物嗎？」如果是，這是你的身體在說你需要蛋白質。這時你就特別容易想吃偽裝成蛋白質的食物，例如超級加工點心。不要受到誘惑，改吃真正含有大量蛋白質的食物。

9 另一方面，吃蛋白質不要超過你想吃的量。蛋白質食慾自然就會讓你攝取正確的份量，蛋白質吃太多是有害的。人類的食慾要比計算機測量得更準確。

10 在運動而增加肌肉量時，科學建議一餐要吃二十到三十公克蛋白質，好啟動細胞製造新肌肉蛋白質的機制。這是刺激肌肉開始合成的適當蛋白質份量。其中涉及的蛋白質合成機制是在第八章討論到的生長途徑，這個途徑有不可避免的副作用：細胞產生廢物，這些廢物會對細胞和DNA造成傷害。一餐中吃進二十到三十公克蛋白質，會啟動蛋白質製造約兩個小時，把蛋白質合成所帶來的副作用限制在一天中的這些時間裡面發生。

11 整晚禁食和主餐之間限制零食的攝取，有助於增強修復與維持細胞與DNA的機制。舉例來說，在晚上八點和隔天早餐之間不吃東西。每天規律的禁食時間能夠啟動增加壽命的途徑（第八章中也已提及），同時亦能減少在深夜吃下額外熱量的機會，還能幫助睡眠。

現在有各式各樣的減重方案是利用某些時段減少熱量攝取，例如很受歡迎的「每週兩天節食法」(5:2 Fast Diet)，但是科學研究指出，就算是攝取熱量沒有減少，只限制一天當中進食的時段（稱為「間歇禁食」或是「限制進食時段」），也會帶來健康益處。這是因為在數個小時沒有進食的時段中，受到損傷的生長途徑會關閉起來，同時啟動修復與維持細胞與DNA的機制，有利於健康與長壽。

睡覺的時候無法吃東西，這代表晚上的睡眠時間能夠讓細胞清除累積的廢物，並且修復日間受到損傷的DNA和組織。體內所有的細胞都是如此，特別是腦細胞。因此「限制進食時段」和良好的睡眠能夠同時增進身體與心理健康。

12 良好的睡眠。睡眠是健康幸福的三大支柱之一，另外兩個是飲食與運動。睡眠與營養由身體內建的生物時鐘連結起來。

人類的生物活動由一個內建的時鐘主控，這個時鐘位於腦部，二十四小時循環一次，掌控每天睡眠–清醒的節奏、體溫、腸道清空、血壓、胰島素敏感性等。這個時鐘利用褪黑激素（melatonin）等激素，讓位於各個器官中的小時鐘彼此同步。事實上，每個細胞都有自己的時鐘，和DNA複製與胰島素傳訊等基本細胞程序息息相關。把細胞與器官的時鐘同步情況搞亂，會讓身體不舒服，經歷過時差的人都有深刻的體會。輪班時間長的人，罹患肥胖、糖尿病、心血管疾病和癌症的風險比較高。

身體中的主控時鐘並不是像是電子錶那樣準確運行，而是比較緩慢的，每天都需要依靠環境中的可靠線索來校正。主要的線索是日照，飲食的時間也很重要。如果你讓身體時鐘預期要睡覺的時段處在明亮光線中，或是吃東西，就搞亂了時鐘系統，最後造成健康狀況不良。

13 讓身體動起來，最好是到戶外運動，並且多和其他人交流。身體活動與社交互動和增進健康與長壽有顯著的關聯。

14 學習烹煮自己喜歡的食物，並且傳授給孩子。這是你所能給他們最棒的禮物之一了。

15 吃你喜歡的食物（盡量減少超級加工食品）。有無數種方式可以讓飲食營養維持均衡。除非身體有特殊的醫療狀況，否則你不需要避免任何一類食物（穀物、乳製品等）、吃自己不喜歡的食物，或是去吃不符合自己飲食文化的食物。世界各地的傳統飲食與正在建立的飲食文化，和地區、歷史與宗教有密切的關聯，而且能夠支持人們度過生老病死的一生。從素食到生酮，現在有各式各樣的營養理念在互爭高下，這些理念主張的飲食方式在某些特殊狀況下的確對健康有益，但是那些飲食方式不適合絕大部分的人持續遵循，同時也受到商業利益、憤怒與狂熱的影響。

到這裡，我們的故事說完了。故事中有動物教我們如何健康飲食，除了一件事，書中有許多數字、方程式和科學事實，可以是、也應該是健康生活型態的重要指引，但別誤會成健康生活型態。你應該把從本書得到的知識與見解應用到生活行動中，讓你完成目標，或是在你迷失方向時當成指南。

不需要多久，美味又健康的飲食應該就會自動進行，你所需要的只有朝向健康的食物環境（以及遠離不健康的食物環境），並且順從自己的食慾而已。這就像是學習某種運動或樂器，或是開車：一開始需要集中注意力、有意識的遵從規則、反覆練習，並且改掉壞習慣，之後就會變成第二天性。

而在健康飲食上，我們可能也要考慮到自己原本的天性：在數字、方程式、運動、音樂和汽車發明之前，從黏菌到狒狒，都是靠天性選擇食物的。

各種營養成分介紹
More on Nutrients

蛋白質

蛋白質由建構單元胺基酸串連而成，是植物細胞和動物細胞基本結構與功能執行的重要成分。

蛋白質和其他巨量營養素一樣，具備了碳、氫和氧，但是也有重要的氮原子。

富含蛋白質的食物包括了獸肉、禽肉、海鮮、乳製品、蛋類、豆類、堅果。穀物和蔬菜所含的蛋白質比較少。

胺基酸

基本胺基酸有二十種：丙胺酸（alanine）、精胺酸（arginine）、天門冬醯胺

（asparagine）、天門冬胺酸（aspartate）、半胱胺酸（cysteine）、麩醯胺酸（glutamine）、麩胺酸（glutamate）、甘胺酸（glycine）、組胺酸（histidine）、異白胺酸（isoleucine）、白胺酸（leucine）、離胺酸（lysine）、甲硫胺酸（methionine）、苯丙胺酸（phenylalanine）、脯胺酸（proline）、絲胺酸（serine）、蘇胺酸（threonine）、色胺酸（tryptophan）、酪胺酸（tyrosine）、纈胺酸（valine）。

白胺酸、異白胺酸與纈胺酸的分子結構中具有支鏈，能夠刺激肌肉生長，在動物蛋白質（肉類與乳製品）中含量高。植物中豆類的蛋白質含有一些。

不同的蛋白質各有自己的胺基酸組成。蛋白質中胺基酸的排列順序由基因編碼，基因提供了合成蛋白質的藍圖。

飲食中需要各種不同的高蛋白質食物，才能夠讓胺基酸攝取均衡。

胜肽

胜肽是比蛋白質短的胺基酸鏈，含有二到約五十個胺基酸。

在消化過程中，我們吃的蛋白質會分解成短胜肽（含有兩三個胺基酸）或胺基酸，經由腸道吸收。

身體也會以胺基酸合成胜肽，包括許多重要的激素。

碳水化合物（「碳水」）

碳水化合物包括了糖類、澱粉、纖維，通常在蜂蜜、水果、蔬菜、穀物、豆類和牛奶中。肝臟和瘦肉中也有少數，以肝醣（glycogen）的形式存在，這種碳水化合物之後會提到。

碳水化合物由碳、氫和氧原子組成，比例是一比二比一。

絕大部分碳水化合物是植物和藻類藉由空氣和陽光合成的，它們用到了大氣中的二氧化碳，加上水，在進行光合作用時合成碳水化合物，同時也把氧氣釋放到大氣中。

糖類

糖類是小型的碳水化合物分子（saccharide），為較大碳水化合物分子（例如澱粉與纖維素）的組成元件。基礎的元件稱為單糖（mono saccharide），包括了葡萄糖、果糖和半乳糖。

植物與藻類進行光合作用的原始產物是葡萄糖，所有的生物都以葡萄糖為主要燃料。人體血液中的主要糖類就是葡萄糖，會循環到全身。

一個葡萄糖分子和另一個果糖分子連接在一起，可以形成蔗糖（一種雙糖），也就是烹調用糖（一般所說的「糖」）。果糖在植物體內流動，在甘蔗中特別多。

高果糖玉米糖將是一種蔗糖替代物，用於加工食品和飲料，是果糖和葡萄糖的混合物，把澱粉以工業方式分解而製成。

一個葡萄糖分子和一個半乳糖連接在一起，可以形成乳糖。如果沒有這種糖類，沒有人能夠活到今天。

澱粉

澱粉是結構複雜的碳水化合物（多糖），用於儲存，由植物製造出來，是把比較小的糖（主要是葡萄糖）連接成長串而成。澱粉儲藏在塊莖、莖和種子中，以供植物之後萌芽和生長所需要的能量。

富含澱粉的食物包括了麵包、麵類、馬鈴薯和番薯。

抗性澱粉（resistant starch）是沒有腸道微生物時難以消化的澱粉。腸道微生物會把抗性澱粉消化成短鏈脂肪酸。在綠香蕉和豆類中便含有這類澱粉。馬鈴薯、麵類和米煮熟後冷卻也會產生抗性澱粉。這種澱粉對於腸道健康很重要。

纖維

纖維是另一種由植物製造的複雜碳水化合物，也是把簡單糖類連接在一起所形成，但是和澱粉不同，在消化的過程中難以分解。

纖維是健康飲食中的必要成分，主要來自於蔬菜、水果、穀物、豆類、堅果和種子。

可溶性纖維是水果、蔬菜、燕麥、大麥和豆類中黏稠的成分，能夠減緩腸道清空的速度，帶來飽足感的同時也能讓壞膽固醇減少，幫助血糖控制。

不可溶纖維是堅固的成分，能夠形成結構並且吸收水分，產生飽足感，並且讓糞便變得比較軟。在全穀物麵包、穀物片、種子、麥糠，以及蔬菜水果的外皮與果肉都有纖維。

植物中最豐富的碳水化合物纖維是纖維素（cellulose）。植物以葡萄糖為原料，製造纖維素，形成了植物細胞外圍堅固的細胞壁。動物細胞像是濕軟有彈性的袋子，植物需要能夠維持挺直、抵抗風雨的結構，因此細胞都位於由纖維素組成的外殼中。植物的主要結構（枝幹）因為有纖維素和木質而堅固。

對動物來說，纖維素是最難以消化的碳水化合物，人類無法消化纖維素。纖維素可以讓飲食的份量增大，有助飲食終熱量的占比減少，也是用來製造紙類與紡織品的原料。

肝醣

肝醣由葡萄糖組成，是動物儲存碳水化合物的形式。人類的身體中所儲存的肝醣大約只有一公斤，主要位於肝臟，有些在肌肉，一旦用盡，就需要以儲存的脂肪為能量來源。馬拉松跑者都知道這種轉變的時刻，因為會有「撞牆」的感覺。

因努特人飲食中主要的碳水化合物是肝醣。

油脂（脂肪、油類和固醇）

油脂主要由碳與氫原子組成，不溶於水。

在室溫下，脂肪是固態，例如奶油、豬油和椰子油。油類是液態，例如植物油和魚油。

人類飲食中主要的脂肪與油類是甘油連接三個脂肪酸分子所組成，在乳製品、肉類、海鮮、蔬菜油、堅果、酪梨和橄欖等許多食物中有油脂。

動物和植物以脂肪與油類作為儲存能量的形式，因為比起同等重量的碳水化合物，代謝產生的能量是兩倍，也代表吃下每公克時產生的熱量是碳水化合物的兩倍。

脂肪酸

脂肪酸分子有一個由碳原子組成的尾部，其長度可用來把脂肪酸區分成短鏈、中鏈、長鏈與極長鏈脂肪酸。

短鏈脂肪酸包括了醋中的乙酸，以及其他細菌發酵時所產生的酸性分子，這個過程可以發生於腸道微生物發酵複雜碳水化合物時，也發生於德國泡菜或韓國泡菜等發酵食物的製作過程中。

脂肪酸尾部的碳原子彼此都以單鍵連接時，這種脂肪酸稱為飽和脂肪酸。

如果尾部有任何兩個碳原子之間是以雙鍵連結，這種脂肪酸稱為不飽和脂肪酸。

如果只有一個雙鍵，這種脂肪酸稱為單元不飽和脂肪酸。如果有雙鍵超過一個，稱為多元不飽和脂肪酸。

如果多元不飽和脂肪酸中有一個雙鍵位於尾部倒數三個碳原子之間，稱為Omega-3脂肪酸。如果有一個雙鍵位於尾部倒數六個碳原子之間，稱為Omega-6脂肪酸。

飲食中Omega-6脂肪酸和Omega-3脂肪酸有利健康的適當比例是一比一到一比四之間，但是在西方飲食中很少達到這個目標，通常是十六比一。要恢復均衡，飲食中富含Omega-3脂肪酸的食物所占的比例要更高。

油脂豐富的魚類（鮭魚、鯡魚、鯖魚）是最容易取得富含Omega-3脂肪酸的食物。胡桃、大麻子和亞麻子也是很好的來源。

單元不飽和脂肪、多元不飽和脂肪與飽和脂肪

含有大量單元不飽和脂肪酸的脂質（例如橄欖油），是最健康的脂質。在玉米油、菜籽油、葵花油和魚油中有大量多元不飽和脂肪酸。在乳製品、豬油和其他許多動物脂肪中，含有大量飽和脂肪酸。另外如椰子油和棕櫚油這類植物油中也很多。普遍認為飽和的動物脂質對於健康來說不如不飽和脂質。

飽和脂肪酸在室溫下容易堆疊排列而形成固態，例如奶油、豬油與椰子油。不飽和脂肪分子傾向不堆疊而在室溫下是液態，稱為油脂，例如魚油和絕大多數的植物油。

反式脂肪

反式脂肪是以化學方式處理不飽和油脂，把雙鍵打開，讓一些油脂分子變得飽和，這樣使得油脂分子容易堆疊，在室溫下為固態。

在加工食品中增添反式脂肪對健康有害，反式脂肪用來製造人造奶油，現在已經禁止了，但是依然添加到高度加工點心、包裝食品與速食中。

自然界中反式脂肪很罕見，在牛、羊等反芻動物胃臟內部的細菌能夠製造少量反式脂肪，這些動物的肉和乳汁中有反式脂肪。

酯交換脂肪

酯交換脂肪如同反式脂肪，也是人類以工業化過程改變了蔬菜油的化學結構而製造出來的。

製造的過程中，脂質中的脂肪酸分子會交換或是重新排列，讓油脂的融點改變、增加保存期限，並且改變口感。

酯交換脂肪對於健康的影響，目前所知甚少，在加工食品包裝上並不需要標明使用到酯交換脂肪。

膽固醇

膽固醇屬於固醇類脂質，是動物細胞膜的重要成分，也是製造固醇類激素和維生素D的原料。

植物含有植物固醇（phytosterol），只有以動物為材料製造的食物才有膽固醇。

膽固醇在血液中運輸時，需要連接到兩種分子上帶著走，一種是低密度脂蛋白（LDL），另一種是高密度脂蛋白（HDL），低密度脂蛋白（壞膽固醇）相對於高密度脂蛋白（好膽固醇）的比例高，和心血管健康不良有關。

飲食中的可溶性纖維和比較低的低密度脂肪酸有關聯，不過相關的精確機制尚且不明。

消化

蛋白質、脂質和碳水化合物屬於巨量營養素，吃了後就需要把它們分解成比較小的組成單元（胺基酸、脂肪酸和單糖），這樣才能夠由腸道吸收，讓身體加以利用。

複雜的碳水化合物最後會分解成為單糖。澱粉的分解過程始於口腔，唾液中有能夠消化澱粉的酵素（澱粉酶），把澱粉分解成葡萄糖。

蔗糖、乳糖等雙糖會在小腸中由酵素分解成單糖，這些單糖吸收後進入血液。蔗糖分解後成為葡萄糖和果糖。

吃下的果糖有許多會在小腸中轉換成為葡萄糖，其他的進入血液中，最後由肝臟轉換。攝取過多果糖會使得肝臟中的脂肪增加。

缺乏把分解乳糖為葡萄糖與半乳糖的酵素，會產生「乳糖不耐症」。起初人類在斷奶之後便失去了消化乳糖的能力，但是大約在五千年前，世界各地有些族群演化出在斷奶後消化乳糖而飲用乳汁的能力，這樣就能夠吸收到馴化家畜所生產的乳汁中所有營養成分。

一餐中所包含的碳水化合物，會依據消化難度的不同而有差異，有的會在從小腸到大腸的路途上完全分解，並且吸收到血液中。

比較複雜的碳水化合物和其他形式的膳食纖維，沒有那麼容易消化，會進入大腸，大腸中的微生物群系會分解這些碳水化合物，產生能量、短鏈脂肪酸、維生素，還有氣體。

蛋白質的消化始於胃部，由胃酸和胃蛋白酶（pepsin）的作用開始，在進入小腸後繼續進行，胰臟分泌的蛋白質消化酵素會從小腸開端（十二指腸）處進入小腸。單獨的胺基酸和非常小的胜肽（只有兩三個胺基酸）會由小腸細胞所吸收，轉送到血液。

胰臟會分泌分解脂質的酵素到小腸中，肝臟製造的膽汁（儲存在膽囊中）也會進入小腸，讓脂質乳化。兩者合力讓脂質分解成脂肪酸和其他成分，小腸細胞都會吸收，傳送到血液。

「必須」營養素

對於健康的生活來說，飲食中需要包含約百種營養素。營養學家把其中約有四十種歸類成人類的「必須」營養素，代表了我們的身體無法合成它們，必須要從飲食中得到，才能活得下去。

必須營養素包括了九種胺基酸：苯丙胺酸、纈胺酸、蘇胺酸、色胺酸、甲硫胺酸、白胺酸、異白胺酸、離胺酸和組胺酸，兩種脂肪酸：α－亞麻油酸（alpha-linolenic acid）與亞麻油酸（linoleic acid），十三種維生素：維生素A、C、D、E、K、硫胺素（thiamine，維生素B_1）、核黃素（riboflavin，維生素B_2）、菸鹼酸（niacin，維生素B_3）、泛酸（pantothenic acid，維生素B_5）、維生素B_6、生物素（biotin，維生素B_7）、葉酸（folate，維生素B_9）、維生素B_{12}，十五種礦物質：鉀、氯、鈉、鈣、磷、鎂、鐵、鋅、錳、銅、碘、鉻、鉬、硒、鈷。

植物化學成分

植物化學成分是植物製造來對抗天敵的成分，包括了植食動物與疾病。有些對於人類來說是致死的，有些嘗起來是苦的，有些對健康有好處。

從很久以前，人類（和其他動物）一直把植物化學成分拿來當作毒藥、娛樂性藥物或傳統藥物。農業開始後，人類開始培育作物，讓主要作物中的植物化學成分減少。

有利健康的植物化學成分包括：花青素（anthocyanin）存在於紅色、藍色和紫色的水果與蔬菜中；類黃酮（flavonoids）存在於洋蔥、漿果、歐芹、綠茶、柑橘、香蕉、紅酒、黑巧克力；類胡蘿蔔素（carotenoid）存在於黃色與橙色蔬菜；水楊苷（salicin）存在於柳樹樹皮，是阿斯匹林的基本原料。

有些植物化學成分在市場上被當成膳食補充劑而大力推銷，因為它們往往具有抗氧化和抗發炎的特性。有證據指出這些補充劑的確能發揮作用，但是再怎樣也作用有限。要攝取植物化學成分，還是吃蔬菜水果最好。

謝辭
Acknowledgments

首先我要感謝許多同事和學生，他們在這三十年來分享了許多營養生物學的精采故事給我們。在本書中，我們只能提到少數一些人的名字，其他還有許多人，不論是在現在或是未來，我們都感謝他們的友誼與貢獻。

我們還要感謝Margaret Allman-Farinelli、Lisa Bero, Jennie、Brand-Miller、Corinne Caillaud、Stephen Corbett、Annika Felton、Olivier Galy、David Mayntz、Carlos Monteiro、Marion Nestle、Robert Roemer、Jessica Rothman、Lesley Simpson、Michele Swan、Lhendup Tharchen、Jacqueline Tonin、Erin Vogel對各章節初稿的建議。也要謝謝Amanda Grech、Paul Zongo、Rosie

Ribeiro準備營養學資料，Alistair Senior、Samantha Solon-Biet準備圖片資料。

謝謝經紀人凱薩琳・德萊頓（Catherine Drayton）。感謝比爾・東奈利（Bill Tonelli）銳利的編輯眼光（包括把「兩個半點忙都幫不上的玩意兒吧」漂亮的翻譯成「沒個屁用」）。感謝黛比・布羅第（Deb Brody）和她在霍頓・米夫林・哈考特出版社（Houghton Mifflin Harcourt）的團隊。感謝麥爾斯・阿契巴德（Myles Archibald）和他在哈潑柯林斯出版社（HarperCollins）的團隊，以及澳洲哈潑柯林斯分社的成員，寫作過程很盡興。

最後，特別感謝賈桂琳和萊斯里，以及我們家人。謝謝他們的愛、支持與耐心。

延伸書目
Further Reading

我們在此提供了一份經過同行評審的書目列表，這些書目隨本書內文中的研究一同出現，並按順序列出。

引言

Johnson, C., D. Raubenheimer, J. M. Rothman, D. Clarke, and L. Swedell. "30 Days in the Life: Nutrient Balancing in a Wild Chacma Baboon," *PLoS ONE* 8, no. 7 (2013): e70383.

Dussutour, A., T. Latty, M. Beekman, and S. J. Simpson. "Amoeboid Organism Solves Complex Nutritional Challenges," *Proceedings of the National Academy of Sciences of the United States of America* 107, no. 10 (2010): 4607–11.

第1章　蝗蟲之日

Raubenheimer, D., and S. J. Simpson. "The Geometry of Compensatory Feeding in the Locust," *Animal Behaviour* 45, no. 5 (1993): 953–64.

Simpson, S. J., and G. A. Sword. "Locusts," *Current Biology* 18, no. 9 (2008): R364–66.

Simpson, S. J., E. Despland, B. F. Hägele, and T. Dodgson. "Gregarious Behaviour in Desert Locusts Is Evoked by Touching Their Back Legs," *Proceedings of the National Academy of Sciences of the United States of America* 98, no. 7 (2001): 3895–97.

Anstey, M. L., S. M. Rogers, S. R. Ott, M. Burrows, and S. J. Simpson. "Serotonin Mediates Behavioral Gregarization Underlying Swarm Formation in Desert Locusts," *Science* 323, no. 5914 (2009): 627–30.

Buhl, J., D. J. T. Sumpter, I. D. Couzin, J. J. Hale, E. Despland, E. R. Miller, and S. J. Simpson. "From Disorder to Order in Marching Locusts," *Science* 312, no. 5778 (June 2, 2006): 1402–06.

Simpson, S. J., G. A. Sword, P. D. Lorch, and I. D. Couzin. "Cannibal Crickets on a Forced March for Protein and Salt," *Proceedings⋯of the National Academy of Sciences of the United States of America* 103, no. 11 (2006): 4152–56.

第 2 章　熱量與營養

Simpson, S. J., and D. Raubenheimer. *The Nature of Nutrition: A Unifying Framework from Animal Adaptation to Human Obesity*. Princeton, NJ: Princeton University Press, 2012.

Ludwig, D. S., W. C. Willett, J. S. Volek, and M. L. Neuhouser. "Dietary Fat: From Foe to Friend?" *Science* 362, no. 6416 (2018): 764–70.

Ludwig, D. S., F. B. Hu, L. Tappy, and J. Brand-Miller. "Dietary Carbohydrates: Role of Quality and Quantity in Chronic Disease," *BMJ* 361(2018):k2340.

第 3 章　繪製營養圖像

Raubenheimer, D., and S. J. Simpson. "The Geometry of Compensatory Feeding in the Locust," *Animal Behaviour* 45, no. 5 (1993): 953–64.

Simpson S. J., and D. Raubenheimer. "A Multi-Level Analysis of Feeding Behaviour: The Geometry of Nutritional Decisions," *Philosophical Transactions of the Royal Society B* 342, no. 1302 (1993): 381–402.

Raubenheimer, D., and S. J. Simpson. "Integrative Models of Nutrient Balancing: Application to Insects and Vertebrates," *Nutrition Research Reviews* 10, no. 1 (1997): 151–79.

第 4 章　食慾之舞

Simpson, S. J., S. James, M. S. J. Simmonds, and W. M. Blaney. "Variation in Chemosensitivity and the Control of Dietary Selection Behaviour in the Locust," *Appetite* 17, no. 2 (October 1991): 141–54.

Raubenheimer, D., and S. J. Simpson. "Hunger and Satiety: Linking Mechanisms, Behaviour and Evolution." In *Encyclopedia of Animal Behaviour* 2nd ed., edited by J. C. Choe, 127–38. Amsterdam: Elsevier, 2018.

Chambers, P. G., S. J. Simpson, and D. Raubenheimer. "Behavioural Mechanisms of Nutrient Balancing in *Locusta migratoria* Nymphs," *Animal Behaviour* 50, no. 6 (1995): 1513–23.

Simpson, S. J., and P. R. White. "Associative Learning and Locust Feeding: Evidence for a 'Learned Hunger' for Protein," *Animal Behaviour* 40, no. 3 (September 1990): 506–13.

Raubenheimer, D., and D. Tucker. "Associative Learning by Locusts: Pairing of Visual Cues with Consumption of Protein and Carbohydrate," *Animal Behaviour* 54, no. 6 (December 1997): 1449–59.

第5章　找尋不符規則的例外

Raubenheimer, D., and S. Jones. "Nutritional Imbalance in an Extreme Generalist Omnivore: Tolerance and Recovery Through Complementary Food Selection," *Animal Behaviour* 71, no. 6 (June 2006): 1253–62.

Mayntz, D., D. Raubenheimer, M. Salomon, S. Toft, and S. J. Simpson. "Nutrient-Specific Foraging in Invertebrate Predators," *Science* 307, no. 5706 (January 7, 2005): 111–13.

Hewson-Hughes, A. K., V. L. Hewson-Hughes, A. T. Miller, S. R. Hall, S. J. Simpson, and D. Raubenheimer. "Geometric Analysis of Macronutrient Selection in the Adult Domestic Cat, *Felis catus*," *Journal of Experimental Biology* 214 (March 15, 2011): 1039–51.

Hewson-Hughes, A. K., V. L. Hewson-Hughes, A. Colyer, A. T. Miller, S. J. McGrane, S. R. Hall, R. F. Butterwick, S. J. Simpson, and D. Raubenheimer. "Geometric Analysis of Macronutrient Selection in Breeds of the Domestic Dog, *Canis lupus familiaris*," *Behavioural Ecology* 24, no. 1 (January 2013): 293–304.

Hewson-Hughes, A. K., S. J. Simpson, and D. Raubenheimer. "Consistent Proportional Macronutrient Intake Selected by Adult Domestic Cats (*Felis catus*) Despite Variations in Dietary Macronutrient and Moisture Content of Foods Offered," *Journal of Comparative Physiology B* 183, no. 4 (May 2013): 525–36.

Hewson-Hughes, A. K., A. Colyer, S. J. Simpson, and D. Raubenheimer. "Balancing Macronutrient Intake in a Mammalian Car- nivore: Disentangling the Influences of Flavour and Nutrition," *Royal Society Open Science* 3, no. 6 (June 15, 2016): 160081.

Raubenheimer, D., D. Mayntz, S. J. Simpson, and S. Toft. "Nutrient Specific Compensation Following Overwintering Diapause in a Generalist Predatory Invertebrate: Implications for Intraguild Predations," *Ecology* 88, no. 10 (October 2007): 2598–2608.

第6章　蛋白質槓桿理論

Simpson, S. J., R. Batley, and D. Raubenheimer. "Geometric Analysis of Macronutrient Intake in Humans: The Power of Protein?" *Appetite* 41, no. 2 (October 2003): 123–40.

Simpson, S. J., and D. Raubenheimer. "Obesity: The Protein Leverage Hypothesis," *Obesity Reviews* 6, no. 2 (May 2005): 133–42.

Gosby, A. K., A. D. Conigrave, N. S. Lau, M. A. Iglesias, R. M. Hall, S. A. Jebb, J. Brand-Miller, I. D. Caterson, D. Raubenheimer, and S. J. Simpson. "Testing Protein Leverage in Lean Humans: A Randomised Controlled Experimental Study," *PLoS ONE* 6, no. 10 (2011): e25929.

Raubenheimer D., and S. J. Simpson. "Nutritional Ecology and Human Health," *Annual Review of Nutrition* 36 (2016): 603–26. Gosby, A. K., A. D. Conigrave, D. Raubenheimer, and S. J. Simpson. "Protein Leverage and Energy Intake," *Obesity Reviews* 15, no. 3 (March 2014): 183–91.

Raubenheimer, D., and S. J. Simpson. "Protein Leverage: Theoretical Foundations and Ten Points of Clarification," *Obesity* 27, no. 8 (August 2019): 1225–38.

Campbell, C., D. Raubenheimer, A. Badaloo, P. D. Gluckman, C. Martinez, A. K. Gosby, S. J. Simpson, C. Osmond, M. Boyne, and T. Forrester. "Developmental Contributions to Macronutrient Selection: A Randomized Controlled Trial in Adult Survivors of Malnutrition," *Evolution, Medicine, and Public Health* 2016, no. 1 (May 18, 2016): 158–69.

第7章　多吃點蛋白質不就好了嗎？

Simpson, S. J., and D. Raubenheimer. "Caloric Restriction and Aging Revisited: The Need for a Geometric Analysis of the Nutritional Bases of Aging," *Journals of Gerontology, Series A* 62, no. 7 (July 2007): 707–13.

Lee, K. P., S. J. Simpson, F. J. Clissold, R. Brooks, J. W. O. Ballard, P. W. Taylor, N. Soran, and D. Raubenheimer. "Lifespan and Reproduction in *Drosophila*: New Insights from Nutritional Geometry," *Proceedings of the National Academy of Sciences of the United States of America* 105, no. 7 (February 19, 2008): 2498–503.

Mittendorfer, B., S. Klein, and L. Fontana. "A Word of Caution against Excessive Protein Intake," *Nature Reviews Endocrinology* (November 14, 2019): doi:10.1038/s41574-019-0274-7.

第 8 章　繪製營養圖譜

Solon-Biet, S. M., A. C. McMahon, J. W. O. Ballard, K. Ruohonen, L. E. Wu, V. C. Cogger, A. Warren, et al. "The Ratio of Macronutrients, Not Caloric Intake, Dictates Cardiometabolic Health, Aging and Longevity in *ad libitum*-fed Mice," *Cell Metabolism* 19, no. 3 (March 4, 2014): 418–30.

Gokarn, R., S. Solon-Biet, N. A. Youngson, D. Wahl, V. C. Cogger, A. C. McMahon, G. J. Cooney, et al. "The Relationship Between Dietary Macronutrients and Hepatic Telomere Length in Aging Mice," *Journals of Gerontology: Series A* 73, no. 4 (March 14, 2018): 446–49.

Di Francesco, A., C. Di Germanio, M. Bernier, and R. de Cabo. "A Time to Fast," *Science* 362, no. 6416 (November 16, 2018): 770–75. Solon-Biet, S. M., V. C. Cogger, M. Heblinski, T. Pulpitel, D. Wahl, A. C. McMahon, A. Warren, et al. "Defining the Nutritional and Metabolic Context of FGF21 Using the Geometric Framework," *Cell Metabolism* 24, no. 4 (October 11, 2016): 555–65.

Gosby, A. K., N. S. Lau, C. S. Tam, M. A. Iglesias, C. Morrison, I. D. Caterson, J. Brand-Miller, A. D. Conigrave, D. Raubenheimer, and S. J. Simpson. "Raised FGF-21 and Triglycerides Accompany Increased Energy Intake Driven by Protein Leverage in Lean, Healthy Individuals: A Randomised Trial," *PLoS One* 11, no. 8 (August 18, 2016): e0161003.

Hill, C. M., T. Laeger, M. Dehner, D. C. Albarado, B. Clarke, D. Wanders, S. J. Burke, et al. "FGF21 Signals Protein Status to the Brain and Adaptively Regulates Food Choice and Metabolism," *Cell Reports* 27, no.10 (4 June, 2019): 2934-2947.e3.

Le Couteur, D. G., S. Solon-Biet, D. Wahl, V. C. Cogger, B. J. Willcox, D. C. Willcox, D. Raubenheimer, and S. J. Simpson. "New Horizons: Dietary Protein, Ageing and the Okinawan Ratio," *Age and Ageing* 45, no. 4 (July 2016): 443–47.

Kaplan, H., R. C. Thompson, B. C. Trumble, L. S. Wann, A. H. Al- lam, B. Beheim, B. Frohlich, et al. "Coronary Atherosclerosis in Indigenous South American Tsimane: A Cross-Sectional Cohort Study," *The Lancet* 389, no. 10080 (April 29, 2017): 1730–39.

Le Couteur, D. G., S. Solon-Biet, V. C. Cogger, S. J. Mitchell, A. Senior, R. de Cabo, D. Raubenheimer, and S. J. Simpson. "The Impact of Low-Protein, High-Carbohydrate Diets on Aging and Lifespan," *Cellular and Molecular Life Sciences* 73, no. 6 (March 2016): 1237–52.

Kitada, M., Y. Ogura, I. Monno, and D. Koya. "The Impact of Dietary Protein Intake on Longevity and Metabolic Health," *EBioMedicine* (May 2019). doi: 10.1016/j.ebiom.2019.04.005.

Green, C. L., and D. W. Lamming. "Regulation of Metabolic Health by Essential Dietary Amino Acids," *Mechanisms of Ageing and Development* 177 (January 2019): 186–200.

Brandhorst, S., and V. D. Longo. "Protein Quantity and Source, Fasting-Mimicking Diets, and Longevity," *Advances in Nutrition* 10, Issue Supplement (November 4, 2019): S340-50.

第9章　食物環境

Raubenheimer, D., and E. A. Bernays. "Patterns of Feeding in the Polyphagous Grasshopper *Taeniopoda eques*: A Field Study," *Animal Behaviour* 45, no. 1 (January 1993): 153–67.

Felton, A. M., A. Felton, D. Raubenheimer, S. J. Simpson, W. J. Foley, J. T. Wood, I. R. Wallis, and D. B. Lindenmayer. "Protein Content of Diets Dictates the Daily Energy Intake of a Free-Ranging Primate," *Behavioural Ecology* 20, no. 4 (July- August 2009):685–90.

Felton, A. M., A. Felton, J. T. Wood, W. J. Foley, D. Raubenheimer, I. R. Wallis, and D. B. Lindemayer. "Nutritional Ecology of Spider Monkeys (*Ateles chamek*) in Lowland Bolivia: How Macro- Nutrient Balancing Influences Food Choice," *International Journal of Primatology* 30, no. 5 (October 2009): 675–96.

Rothman, J. M., D. Raubenheimer, and C. A. Chapman. "Nutritional Geometry: Gorillas Prioritise Non-Protein Energy While Consuming Surplus Protein," *Biology Letters* 7, no. 6 (December 23, 2011): 847–49.

Thompson, M. E., and C. D. Knott. "Urinary C-peptide of Insulin as a Non-invasive Marker of Energy Balance in Wild Orangutans," *Hormones and Behavior* 53, no. 4 (April 2008): 526–35.

Vogel, E. R., J. M. Rothman, A. M. Moldawer, T. D. Bransford, M. E. Emery-Thompson, M. A. Van Noordwijk, S. S. Utami Atomoko, B. E. Crowley, C. D. Knott, W. M. Erb, and D. Raubenheimer. "Coping with a Challenging Environment: Nutritional Balancing, Health, and Energetics in Wild Bornean Orangutans," *American Journal of Physical Anthropology* 156 (2015): 314–15.

第10章　改變食物環境

Qiu, Q., L. Z. Wang, K. Wang, Y. Z. Yang, T. Ma, Z. F. Wang, et al. "Yak Whole- Genome Resequencing Reveals Domestication Signatures and Prehistoric Population Expansions," *Nature Communications* (2015):6.

Wangchuk, D., W. Dhammasaccakarn, P. Tepsing, and T. P. N. Sa- kolnakarn. "The Yaks: Heart and Soul of the Himalayan Tribes of Bhutan," *Journal of Environmental Research and Management* 4, no. 2 (2013):

189–96.

Raubenheimer, D., and J. M. Rothman. "The Nutritional Ecology of Entomophagy in Humans and Other Primates," *Annual Review of Entomology.* 58 (2013): 141–60.

Raubenheimer, D., J. M. Rothman, H. Pontzer, and S. J. Simpson. "Macronutrient Contributions of Insects to the Diets of Hunter-gatherers: A Geometric Analysis," *Journal of Human Evolution* 71 (2014): 70–76.

Wrangham, R. *Catching Fire: How Cooking Made Us Human.* London: Profile Books Ltd., 2010.

Pontzer, H., B. M. Wood, and D. A. Raichlen. "Hunter-gatherers as Models in Public Health," *Obesity Reviews* 19 (2018): 24–35.

Arendt, M., K. M. Cairns, J. W. O. Ballard, P. Savolainen, and E. Axelsson. "Diet Adaptation in Dog Reflects Spread of Prehistoric Agriculture," *Heredity* 117, no. 5 (November 2016): 301–6.

Beja-Pereira, A., G. Luikart, P. R. England, D. G. Bradley, O. C. Jann, G. Bertorelle, et al. "Gene-Culture Coevolution Between Cattle Milk Protein Genes and Human Lactase Genes," *Nature Genetics* 35 (2003): 311–13.

Kemp, C. "Evolution's Traps: When Our World Leads Animals Astray," *New Scientist* (March 12, 2014).

Monteiro, C. A., J. C. Moubarac, G. Cannon, S. W. Ng, and B. Pop- kin. "Ultra-Processed Products Are Becoming Dominant in the Global Food System," *Obesity Reviews* 14, no. S2 (November 2013): S21–28.

第11章　現代環境

Moss, M. *Salt, Sugar, Fat: How the Food Giants Hooked Us.* New York: Random House, 2013.

Monteiro, C. A., G. Cannon, R. B. Levy, J. C. Moubarac, M. L. C. Louzada, F. Rauber, N. Khandpur, et al. "Ultra-Processed Foods: What They Are and How to Identify Them," *Public Health Nutrition* 22, no. 5 (April 2019): 936–41.

Martínez Steele, E., D. Raubenheimer, S. J. Simpson, L. Baraldi, and C. Monteiro. "Ultra-processed Foods, Protein Leverage and Energy Intake in the USA," *Public Health Nutrition* 21, Special Issue no. 1 (January 2018): 114–24.

Brooks, R. C., S. J. Simpson, and D. Raubenheimer. "The Price of Protein: Combining Evolutionary and Economic Analysis to Understand Excessive Energy Consumption," *Obesity Reviews* 11, no. 12 (December 2010): 887–94.

Raubenheimer, D., G. E. Machovsky-Capuska, A. K. Gosby, and S. Simpson. "Nutritional Ecology of Obesity: From Humans to Companion Animals," *British Journal of Nutrition* 113, no. S1 (January 2015):S26–39.

Zhu, C. W., K. Kobayashi, I. Loladze, J. G. Zhu, Q. Jiang, X. Xu, G. Liu, S. Seneweera, K. L. Ebi, A. Drewnowski, et al. "Carbon Dioxide (CO_2) Levels This Century Will Alter the Protein, Micro- nutrients, and Vitamin Content of Rice Grains with Potential Health Consequences for the Poorest Rice-Dependent Countries," *Science Advances* 4, no. 5 (May 23, 2018): eaaq1012.

第12章　獨一無二的慾望

Nestle, M. *Food Politics: How the Food Industry Influences Nutrition and Health.* Berkeley, CA: University of California Press, 2002.

Nestle, M. *Unsavory Truth: How Food Companies Skew the Science of What We Eat.* New York: Basic Books, 2018.

Scrinis, G. *Nutritionism: The Science and Politics of Dietary Advice.* New York: Columbia University Press, 2013.

Orskes, N., and E. M. Conway. *Merchants of Doubt: How a Handful of Scientists Obscured the Truth on Issues*

from Tobacco Smoke to Global Warming. London: Bloomsbury, 2011.
Brownbill, A. L., C. L. Miller, and A. J. Braunack-Mayer. "Industry Use of 'Better-for-You' Features on Labels of Sugar-Containing Beverages," *Public Health Nutrition* 21, no. 18 (December 2018):3335–43.
Simpson, S. J., and D. Raubenheimer. "Perspective: Tricks of the Trade," *Nature* 508 (April 17, 2014): S66.
Brownell, K.D., and K. E. Warner. "The Perils of Ignoring History: Big Tobacco Played Dirty and Millions Died. How Similar Is Big Food?" *Milbank Quarterly* 87 (2009): 259–94.
Schuldt, J. P., 2013. "Does Green Mean Healthy? Nutrition Label Color Affects Perceptions of Healthfulness." *Health Communication* 28: 814–21.
"New Archive Reveals How the Food Industry Mimics Big Tobacco to Suppress Science, Shape Public Opinion." https://civileats.com/2018/11/28/new-archive-reveals-how-the-food-industry-mimics-big-to-bacc-to-suppress-science-shape-public-opinion/
"The Food Industrial Complex." https://priceonomics.com/the- food-industrial-complex/
Moodie, R., D. Stuckler, C. Monteiro, N. Sheron, B. Neal, T. Thamarangsi, P. Lincoln, and S. Casswell on behalf of *The Lancet* NCD Action Group. "Profits and Pandemics: Prevention of Harmful Effects of Tobacco, Alcohol, and Ultra-Processed Food and Drink Industries," *Lancet* 381, no. 9867 (February 23, 2013): 670–79.
Lesser, L. I., C. B. Ebbeling, M. Goozner, D. Wypij, and D. S. Ludwig. "Relationship between Funding Source and Conclusion among Nutrition-related Scientific Articles," *PLoS Medicine* 4 (2007): 41–46.

第13章　轉移蛋白質目標與肥胖惡性循環

Blumfield, M. L., C. Nowson, A. J. Hure, R. Smith, S. J. Simpson, D. Raubenheimer, L. MacDonald-Wicks, and C. E. Collins. "Lower Protein-to-Carbohydrate Ratio in Maternal Diet Is Associated with Higher Childhood

Systolic Blood Pressure Up to Age Four Years," *Nutrients* 7, no. 5 (April 24, 2015): 3078–93.

Blumfield, M. L., A. J. Hure, L. K. MacDonald-Wicks, R. Smith, S. J. Simpson, W. B. Giles, D. Raubenheimer, and C. E. Collins. "Dietary Balance During Pregnancy Predicts Fetal Adiposity and Fat Distribution," *American Journal of Clinical Nutrition* 96, no. 5 (November 2012): 1032–41.

Blumfield, M., A. Hure, L. MacDonald-Wicks, R. Smith, S. J. Simpson, D. Raubenheimer, and C. Collins. "The Association Between the Macronutrient Content of Maternal Diet and the Adequacy of Micronutrients During Pregnancy in the Women and Their Children's Health (WATCH) Study," *Nutrients* 4, no. 12 (December 2012): 1958–76.

Saner, C., D. Tassoni, B. E. Harcourt, K-T Kao, E. J. Alexander, Z. McCallum, T. Olds, et al. "Evidence for the Protein Leverage Hypothesis in Obese Children and Adolescents" (forthcoming).

Weber, M., V. Grote, R. Closa-Monasterolo, J. Escribano, J. P. Lang- hendries, E. Dain, M. Giovannini, European Childhood Obesity Trial Study Group, et al. "Lower Protein Content in Infant Formula Reduces BMI and Obesity Risk at School Age: Follow-Up of a Randomized Trial," *American Journal of Clinical Nutrition* 99, no. 5 (May 2014): 1041–51.

Senior, A. M., S. M. Solon-Biet, V. C. Cogger, D. G. Le Couteur, S. Nakagawa, D. Raubenheimer, and S. J. Simpson. "Dietary Macronutrient Content, Age-Specific Mortality and Lifespan," *Proceedings of the Royal Society B* 286, no. 1902 (May 15, 2019): 20190393.

Levine, M. E., J. A. Suarez, S. Brandhorst, P. Balasubramanian, C. W. Cheng, F. Madia, L. Fontana, et al. "Low Protein Intake Is Associated with a Major Reduction in IGF-1, Cancer, and Over- all Mortality in the 65 and Younger But Not Older Population," *Cell Metabolism* 19, no. 3 (March 4, 2014): 407–17.

Wu, G. "Dietary Protein Intake and Human Health," *Food & Function* 7, no. 3 (March 2016): 1251–65.

Katz, D. L., K. N. Doughty, K. Geagan, D. A. Jenkins, and C. D. Gardner. "Perspective: The Public Health Case for Modernizing the Definition of Protein Quality," *Advances in Nutrition* 10, no. 5 (September 1, 2019): 755–64. doi: 10.1093/advances/ nmz023.

第14章　把教訓付諸實踐

Larsen, T. M., S.-M. Dalskov, M. van Baak, S. A. Jebb, A. Papadaki, A. F. H. Pfeiffer, J. A. Martinez, et al. for the Diet, Obesity, and Genes (Diogenes) Project. "Diets with High or Low Protein Content and Glycemic Index for Weight-Loss Maintenance," *New England Journal of Medicine* 363, no. 22 (November 25, 2011): 2102–13.

Monteiro, C. A., G. Cannon, R. B. Levy, J. C. Moubarac, M. L. C. Louzada, F. Rauber, N. Khandpur, et al. "Ultra-Processed Foods: What They Are and How to Identify Them," *Public Health Nutrition* 22, no. 5 (April 2019): 936–41.

Monteiro, C. A., G. Cannon, J. C. Moubarac, A. P. B. Martins, C. A. Martins, J. Garzillo, D. S. Canella, et al. "Dietary Guidelines to Nourish Humanity and the Planet in the Twenty-First Century: A Blueprint from Brazil," *Public Health Nutrition* 18, no. 13 (September 2015): 2311–22.

Sluik, D., E. M. Brouwer-Brolsma, A. A. M. Berendsen, V. Mikkilä, S. D. Poppitt, M. P. Silvestre, A. Tremblay, et al. "Protein Intake and the Incidence of Pre-Diabetes and Diabetes in 4 Population-Based Studies: The PREVIEW Project," *American Journal of Clinical Nutrition* 109, no. 5 (May 3, 2019): 1310–18.

Solon-Biet, S. M., V. C. Cogger, T. Pultipel, D. Wahl, X. Clark, E. Bagley, G. C. Gregoriou, et al. "Branched-Chain Amino Acids Impact Health and Lifespan Indirectly via Amino Acid Balance and Appetite Control," *Nature Metabolism* 1 (2019): 532–45. doi: 10.1038/s42255-019-0059-2.

Seidelmann, S. B., B. Claggett, S. Cheng, M. Henglin, A. Shah, L. M. Steffen, A. R. Folsom, E. B. Rimm, W. C. Willett, and S. D. Solo- mon. "Dietary Carbohydrate Intake and Mortality: A Prospective Cohort Study and Meta-analysis," *Lancet Public Health* 3 (2018): E419-E428.

Mazidi, M., N. Katsiki, D. P. Mikhailidis, N. Sattar, and M. Banach, on behalf of the International Lipid Expert Panel (ILEP) and the Lipid and Blood Pressure Meta-analysis Collaboration (LB- PMC) Group. "Lower Carbohydrate Diets and All-cause and Cause-specific Mortality: A Population-based Cohort Study and Pooling of Prospective Studies," *European Heart Journal* 40 (2019): 2870–2879. https://doi.org/10.1093/eurheartj/ehz174

食慾科學的祕密，蛋白質知道

從動物攝食偏好破解人類飲食的密碼，一場橫跨三十年的營養實驗

食慾科學的祕密，蛋白質知道：
從動物攝食偏好破解人類飲食的密碼，
一場橫跨三十年的營養實驗／
大衛・盧本海默（David Raubenheimer）、
史蒂芬・辛普森（Stephen J. Simpson）作；
鄧子衿譯.
－初版.－臺北市：麥田出版：
英屬蓋曼群島商家庭傳媒股份有限公司
城邦分公司發行，民111.03
面； 公分.－(不歸類；208)
譯自：Eat like the animals: what nature teaches us about the science of healthy eating
ISBN 978-626-310-167-8（平裝）
1.CST: 健康飲食 2.CST: 營養
411.3 110021283

封面設計 莊謹銘
初版一刷 2022年3月
初版二刷 2023年12月
定　　價 新台幣450元
I S B N 978-626-310-167-8
Printed in Taiwan

作　　者 大衛・盧本海默（David Raubenheimer）、
　　　　　史蒂芬・辛普森（Stephen J. Simpson）
譯　　者 鄧子衿
責任編輯 賴逸娟
國際版權 吳玲緯
行　　銷 何維民　吳宇軒　陳欣岑　林欣平
業　　務 李再星　陳紫晴　陳美燕　葉晉源
副總編輯 何維民
編輯總監 劉麗真
總 經 理 陳逸瑛
發 行 人 凃玉雲

出　　版
麥田出版
台北市中山區104民生東路二段141號5樓
電話：(02) 2-2500-7696　傳真：(02) 2500-1966
網站：https://www.facebook.com/RyeField.Cite/

發　　行
英屬蓋曼群島商家庭傳媒股份有限公司城邦分公司
地址：10483台北市民生東路二段141號11樓
網址：http://www.cite.com.tw
客服專線：(02)2500-7718; 2500-7719
24小時傳真專線：(02)2500-1990; 2500-1991
服務時間：週一至週五09:30-12:00; 13:30-17:00
劃撥帳號：19863813　戶名：書虫股份有限公司
讀者服務信箱：service@readingclub.com.tw

香港發行所
城邦（香港）出版集團有限公司
地址：香港灣仔駱克道193號東超商業中心1樓
電話：+852-2508-6231　傳真：+852-2578-9337
電郵：hkcite@biznetvigator.com

馬新發行所
城邦（馬新）出版集團【Cite(M) Sdn. Bhd. (458372U)】
地址：41, Jalan Radin Anum, Bandar Baru Sri Petaling, 57000 Kuala Lumpur, Malaysia.
電話：+603-9057-8822　傳真：+603-9057-6622
電郵：cite@cite.com.my